呼吸器ベストドクターが語る

これからの時代の「新しい呼吸ケア」

医療法人社団至心医療会
呼吸ケアクリニック東京 理事長
木田厚瑞●著

法研

【プロローグ】

わが国は、平均寿命、高齢者の比率、高齢化のスピードという3つの特徴をもつ世界一の高齢社会です。高齢社会での情報は、認知症や日常の活動度が低下した「高齢者のケア」に焦点があてられます。しかし、実際の大多数の高齢者は、高血圧、糖尿病や腰痛など複数の異なる慢性疾患をもちながら元気に生活をしている人たち、つまり、毎日、病気と生き、病気と暮らし、普通の生活をしている人たちです。

国が発展を遂げるには、できるだけ多くの人たちが健康であり、病気があっても軽くすみ、重い病気の人たちをみんなで支え合う社会のシステムが必要です。米国では国策として、すでに1920年代に次世代を見すえ、取り組むべき医療課題として慢性疾患の対策を挙げていました。必ず来る高齢化社会に備え、動き出し、効果的な「高齢者のケア」に合わせて施設や医療は整備されました。わが国では遅れて20世紀の後半に入り、中高年の慢性疾患に焦点があてられるようになりました。

その中にあって、日常の生活そのものを大きく変えてきたのは、中国、武漢に始まった新型コロナウイルス感染症です。この新しい呼吸器の急性感染症は、当初は局地的にとどまると考えられていましたが、瞬く間に全世界に広がり、パンデミックとなり、慢性疾患をもちながら暮らしている高齢者をさらに直撃しました。犠牲者の多くは、重い慢性疾患の治療中の人や、虚弱で暮らしている高齢者です。普段は急性感染症よりも慢性疾患に対応するような多くの医療施設では、院内感染を起こし、さらに医療スタッフまでが感染者となり混乱に拍車をかけ、通常の医療が継続できない状態となりコロナ以外の死亡者も増加してしまいました。

21世紀の初頭のいま、医療者や政治家だけでなく、世界中の人たちを脅かした急性感染症、新型コロナウイルス感染症から何を学ぶか。ウィズコロナの時代を経て、ポストコロナでは何を変え、どのように新しく構築すべきかが大きな課題と考えます。

若い世代で見つかる病気は、一つの病気が重く生命予後に直接かかわる形で存在します。親友であり、義弟でもあった私の同級生は、46歳で、肺がんで亡くなりました。がんに対する近年の治療内容は、その頃からみれば格段に進歩していますが、厳しい病気であることはいまも変わりはありません。他方、高齢者では、肺がんもあるが心血管の病気もあり、死亡の原因が心筋梗塞であった、という例を多く診ます。若い世代の病気は、いわば「縦方向の病気」として重くなるのに対し、高齢者では「横方向の病気」として重くなることが多いと感じます。

呼吸器疾患は、3つに大別されます。

第1のグループは、急性感染症であり細菌性肺炎、ウイルス性肺炎などがあります。

第2のグループは、肺がんです。世界保健機関（WHO）の報告では、全世界の肺がんによる死亡者数は2000年の120万人から2019年には180万人に増加し、全死亡原因の6位にランクされています。

第3のグループは、それ以外に含まれる多彩な呼吸器疾患で、喘息、COPD（慢性閉塞性肺疾患）、間質性肺炎、などです。

3つのグループの中で、第3のグループでは、病気かどうかの境界線が不明で重なりが多いこと、ピンポイントの治療で効果を示すことが難しいことなどの特徴があります。治療にあたっても、他の2グループは薬物治療がメインである一方で、呼吸のリハビリテーションや栄養指導が重要になり、治療の目的も、生存率という考え方だけでなく、より快適な生活、急な悪化を防ぐなどと、大きく異なっています。第3のグループはいろいろな意味で異質です。このグループは日常の暮らしの中で付き合う病気といえます。

呼吸器疾患の総合的な治療の大枠は、近年「呼吸ケア」と呼ばれています。呼吸ケアは、呼吸器疾患の複雑な問題を、医師以外のさまざまな職種の医療者たちが互いに協力しあい、包括的に解決していく方法です。その中心にあるのは第3のグループであるといえます。私たちは、医学と科学、思想が結びつく日本人にとって必要な形に、呼吸ケアをできるだけ近づけていく必要があります。

本書では、**第1章**では慢性疾患とともに暮らす高齢社会の課題を、**第2章**では重なりあう高齢者の呼吸器疾患についての知見を、**第3章**では歴史を踏まえたこれからの医療のあり方を、**第4章**では新型コロナウイルス感染症から私たちが学ぶことをお伝えしていきます。本書を通じて、これからの時代に向けた「新しい呼吸ケア」学を感じ取っていただければ幸いです。

目次

目次

目次

〔スタッフ〕カバーデザイン・株式会社ヴァイス／本文デザイン＆レイアウト・小島文代／編集協力・有限会社じてん社

【第1章】

高齢化社会を生きるとは？

1. 高齢者の慢性疾患を取り巻く問題

◉歳をとることは病気も重ねること

私の臨床医としての生活は、ほぼ半世紀になります。元気になり通院しなくなった人より、亡くなった患者さんの方が深く心に残っています。患者さんは医師を選べますが、医師は患者さんを選べません。患者さんとの出会いは常に偶然ですが、つき合いは20年を越すことも多くあります。私が診る患者さんの大多数は、一時的に症状の悪化を起こすことはありますが、経過が長い慢性の呼吸器の病気をもっていて、しかも重症の人が多いためです。

呼吸器内科医の私が日常の診療で診ることの多い病気は、ＣＯＰＤ（慢性閉塞性肺疾患）、喘息、肺線維症・間質性肺炎などの慢性の病気に加え、経過中にたまたま見つかる肺がんなどです。同時に高血圧、心血管の病気や骨粗しょう症など複数が重なることが多く、しかも相互に複雑に関係しています。最近出席した講演会のテーマの講師は若手の臨床医で、ありふれた二つの病気を抱えた患者さんへの治療をどのように進めるかについての話は新鮮でした。

最近の薬は、2種の薬を合わせた合剤が多くなってきています。例えば、調節が難しい高血圧や、心血管の病変が強く悪玉コレステロールや中性脂肪を低下させるのが難しい場合に、1錠の中に2種類の治療薬が入っている場合です。飲み薬だけでなく、呼吸器の病気で使われている吸入薬もその典型です。吸入薬の中には3種類を含むものもあり、別々に使うより便利です。しかし、いわゆるさじ加減が難しく、使い忘れがあれば全てが同時に使い忘れとなります。かなりのユーザーが高齢者ですが、服薬のしやすさ、使いやすさの点で特別に配慮しているとはあまり思えません。このような「組み合わせ治療薬」の進歩は、合併・併発しやすい慢性の病気に対する考え方が変わりつつあることを意味します。

肺がんの治療といえば、手術で切り取る、放射線をかける、抗がん剤でたたく、あるいはその３つの治療法を組み合わせるものでした。どの治療も患者さんの身にとってみれば負担が大きいものです。かつては、苦しい治療で、命を少し延ばすのが目的でした。ところが最近では、かなり進行したがんでも新薬で完治した患者さんを診るようになりました。そうした患者さんがいる一方、がんは抑えることができたのに心臓発作で亡くなる人もいます。改めて、組み合わされて進んでいく慢性の病気の難しさを思います。

高齢化社会で慢性疾患をもつ人は増え、さらに病気を複数もつ人もめずらしくない時代になりました。膨れあがる慢性疾患を軸として、「診る側」である医療者と「診られる側」の患者の双方で、わが国に特有の医療やその矛盾と解決策について、ともに早急に取り組む必要があります。

◉高齢者の慢性疾患の難しさの要因

慢性疾患は高齢者に多く、対策を難しくしているのが個人ごとの価値観や生活歴の違いです。これらは、まさに体に沁み込んでいて容易に変えることができません。私は自分の専門領域が呼吸器の慢性病なので、初めての患者さんの診察ではその人の生活パターンについてできるだけ詳しく尋ねることにしています。その上でわかったのは、中高年の人で行動パターンや考え方、生活習慣が似通っているという人はほとんどどいないということです。

個人的な細かな生活習慣を決めているのは、患者さん本人です。人生観、価値観、生命観、受けてきた教育・生活環境などの総和がその人だけの特有の日常生活を形づくっています。また、そのような患者さんの日常生活を支えてくれる人がいるかも重要な情報です。そして、これら全てが健康に影響を与えています。

高齢になると、人それぞれ独自の生活習慣が確立しています。個人の生活習慣は日常生活の過ごし方から、自分自身の考え方、大げさにいえば人生の価値観までを反映しています。その結果、慢性病は個人ごとに異なる点が多くなり、診る側はその解決には知恵を絞ることが多くなります。診る側で困ることは、画一的に判断できないことが多いことです。個体差の幅が極めて広いのです。

慢性疾患の治療は、「いま困っていること」と、「将来、起こると予測されるもののうち重要で治療が可能なもの」の両方を見すえて行います。さらに慢性疾患は複数の臓器に病変が分布し、それぞれ病変の重さが異なっており、診る側の判断は難しいものです。医師の仕事は、もつれた糸をときほぐしていくという作業に似ています。「糸の一本一本をうまく切り離し、どの糸とどの糸をまとめて一緒にする」か、あるいは「切れそうになっている糸をつなぎ合わせ、決して切れないようにしていく」のか、なのです。大切なことは、ほぐした糸の状態の全体を診る目が必要になることです。

診る側の医師は、限られた時間の中で、対話を通じて診察で得られた事実を伝え、これに対する患者さんの要望から本音を聞き出したいと努めます。患者さんサイドでは、医者に任せても悪いようにはしないだろうと考えているかというと、必ずしもそうではないらしいのです。『日本人の思惟方法』【1】を書いた仏教学者、中村元によると、日本人には共通の性格があるといいます。その一つは、与えられた現実の容認です。まあ仕方がないさ、ということでしょう。二つ目は人間のつながりを重視する傾向であり、あの人にはお世話になっているからな、と気を遣うことです。三つ目は非合理的傾向です。理詰めで考えればおかしいと思うはずなのに、あっさりと同調してしまうのです。日本人の慢性病への対応は、日本人の底辺に流れる考え方を抜きに対策を立てることは難しいといえます。

◉慢性疾患を診る

私は医師に成り立ての頃から、日常の診療をしながら気になることや大切だと思ったことを小さな手帳に記しておくようにしています。病院の中を走り回ることがなくなった現在も、診察室の机上に1冊のノートを常備し、同じように感想や疑問に思ったこと、印象に残ったことがらを書きとめる習慣は変わりません。患者さんの病気が複雑すぎて診察室ではすぐに適切な回答が得られないような場合に、備忘録としてこのメモは実に役立ちます。次々に増えていくメモは、自分で解決しなければならない、と自分自身の危機感を高めて、新しい研究論文を渉猟《しょうりょう》する意識を向上させてくれます。また、同じような疑問が重なることによって臨床医としての判断力を高めてくれることも多くあります。そしてこのメモを眺めていると、疑問のほとんどは「長い間にわたり患者さんが苦しみ困っている問題の大半は、慢性の病気であること」に気づきました。

慢性の病気は医学用語では慢性疾患と呼ばれていて、厳密な定義はありますが一般的には、数カ月あるいは数年以上の経過をたどる病気を指します。病気は進み方によって急性、慢性に分けられますが、このような分け方は古代ギリシアの医師ヒポクラテス（紀元前460～375年頃）の時代に遡《さかのぼ》ります。急性の病気の代表格といえばインフルエンザです。発症の日だけでなく何時ごろから発熱があった、と言えるほど起こり方や経過がはっきりしています。

一方、急性で始まった感染症が時代の変遷で場所を移動し、慢性病に姿を変え持続することがあります。例えば、ＨＩＶ感染のような場合です。ＨＩＶ感染は、歴史的にはアフリカの風土病でしたが、人間の移動に合わせて密林から草原、さらに1980年代になって近代国家に急に広がり、私たちを驚かせました。結核も歴史の長い風土病ですが、人類の移動とともに文明社会に定着して慢性疾患となりました。わが国では農耕が伝えられた歴史と関係があるという説もあります。

私は急性疾患も診ますが、その多くは慢性疾患の経過中に生じた急性の悪化で、慢性疾患に重なる状態で起こったか、あるいは慢性疾患に関連したいわゆる余病です。慢性疾患こそ、私自身が抱いてきた病気や医療への長い間の疑問の総集積であると感じます。

●慢性疾患と急性疾患の違い

慢性疾患で怖いのは、病気により働けなくなったり動けなくなったりすることで、自分だけでなく多くは家族を巻き込むことになることです。加えて、医療費など経済的問題が加わってきます。

生活習慣病と分類される疾患は、慢性疾患です。慢性疾患と急性疾患について代表的な病気を比較すると【表1】のようになります。

慢性疾患には便秘、腰痛、不眠も該当します。これらの症状は高齢者に多く、治療に際し、多彩な症状だけを目当てに薬を重ねていくと薬漬けの状態になる危険があります。薬漬けはポリファーマシーと呼ばれ、副作用の危険が高まることか

【表1】慢性疾患と急性疾患

	慢性疾患 （例：糖尿病）	急性疾患 （例：新型コロナウイルス感染症）
発症の仕方	ゆっくり悪化	急激に発症・悪化
原　　因	喫煙、肥満、飲酒、遺伝など多数の要因が重なることが多く、結論づけることが難しい	新型コロナウイルスの感染
病気の長さ	数カ月から数十年あるいは生涯	数日間
診　　断	糖尿病だけでなく心血管疾患など複数が互いに悪化するように働くので、単一の診断名だけということが少ない	発熱、咽頭痛、咳、呼吸困難など典型的な症状と経過
検　　査	複数の慢性疾患が交錯していることが多いので、複雑に絡む糸をときほぐしていくように検査を行う	原因となるウイルスの証明（PCR 検査、抗原検査）
治療と経過	血糖のコントロールの監視。合併症として心血管、腎機能低下、白内障などへの注意	症状、合併症、年齢などを参考に急性期の薬物療法

ら、特に高齢者医療に際して注意が必要と指摘されています。

慢性疾患の治療は継続して数年にわたることが多く、医師だけでなく看護師、栄養士、理学療法士などの多職種からなるチームで、役割分担をしながら診ていくのが望ましいと考えられています。集中治療室で行う急性疾患の治療では、患者さん一人ひとりについて医師が中心となる医療チームで診ます。同じチームではありますが、長期にわたる慢性疾患の態勢とは大きく異なっています。

病気が重くなって通院ができなくなると、病院で行っていた多職種によるケア態勢を自宅での生活に置き換えるサポートが必要になります。患者さんの日常性がつねに考えられなければなりません。自宅での治療は、患者さんが主体的に取り組む姿勢が必要です。これは、欧米ではセルフ・マネジメント（日本語に訳せば自己管理）と呼ばれています。米国やカナダではいまでも開拓者精神がみられ、自分のことはできるだけ自分でするのが基本です。日本では欧米の治療法をそのまま直輸入していますが、日本人にもっともハードルが高いのは、この「自己管理」の部分だと感じています。

●慢性疾患の考え方の変遷

近代医療の原点は、「内科学の祖」と言われるウィリアム・オスラー（１８４９〜１９１９年）に始まります。オスラーの提案した考え方は、症状や身体の変化にもとづき病気を臓器ごとに分類し、治療の方針を立てるというものでした。患者さんが亡くなった後に病理解剖し、健康な臓器と病気のときに身体に起こった変化を対比させることを積み重ね、これに症状や経過、生前に行われた血液検査などを組み合わせて診断の精度を高めるという方法です。詳しくは後述しますが、この方法に大きな影響を与えたのは当時のドイツの病理学者、ルドルフ・ウィルヒョウ（１８２１〜１９０２年）の考え方です。

オスラー型診断は医療の原型であり、決して変わらないと思われていましたが、近年、見直しが必要だという強い意見が出てきました。その背景には急速に発達してきた分子生物学、遺伝子研究があります。診断から治療まで新しい情報にもとづき進めるべきだというのです。いま使っている病名も変えた方が使いやすいという意見すら出てきました。

具体的に挙がっているのは、喘息です。喘息は代表的な呼吸器の慢性疾患ですが、この病気は多様な形が知られています。これまではアレルギーに関係する病気として知られ、ステロイドなどの吸入薬が主な治療薬でしたが、生物製剤（抗体薬）という新しい薬の登場で、これまでの、気道の炎症を抑え発作をコントロールするという治療目標から、喘息を根底から安定化させるという方向に目標が進んでいます。その中で「治せる喘息」と「症状をコントロールする治療法にとどまっている喘息」を同じ病名で呼ぶのは、患者さんにとっても不便であるに違いありません。また、国内で１０００万人が患う糖尿病についても、かつては尿に糖が出る病気という理解でしたが、細胞が糖を取り込むのを助けるホルモン「インスリン」の働きが低下し、血液中の糖の濃度が慢性的に高くなる機序（メカニズム）が判明し、いまではさらに詳しく分子レベルまで解明されています。糖尿病という名称そのものが誤解を招きやすいと、糖尿病の専門学会が新しい名称の議論を始めています。若い糖尿病の患者さんもたくさんいますが、その人たちからも変えてほしいという希望があります。このように、多くの慢性疾患の考え方が、現在岐路に立っていることは事実です。

歳をとるとともに慢性疾患が重なっていき、それらが複雑に絡み合って医療に加えて介護が必要になった患者さんの例を紹介します（次ページ）。慢性疾患は連鎖して起き、生活のレベルが緩やかに下降します。長い経過の中で、勤務先や住まいの場所に合わせて、主治医は転々と変わり、一貫性のある治療が実施されてきたわけではなかったことがわかります。

◉日本の医療制度は急性疾患に合わせた仕組み

日本の近代医療は、どちらかといえば急性疾患を対象に構築されてきました。病気を診断し、治療を始めるには患者さんから詳しく話を聞き、診察し、これに合わせて検査を行い、診断し、できるだけ早く治療を開始します。大病院は多くの高額な医療機器を備えていますし、重症で入院すれば血圧や脈拍など時々刻々の変化が画面に表示されるようになっていて、異常が発生すればアラームで知らせてくれます。

これらは、短期間に必要な治療を集中して行うシステムであって、急性疾患の治療パターンです。入院の期間はどこの病院でも厳しく制限されていて、昔のように数カ月間の入院はあり得ません。それ以上病気の改善が見込めない場合は、いったん自宅に退院するか、リハビリテーションを専門に行う後方支援病院に転院するか、治療は最小限とし最期の看取りを目的とした施設に転院することになります。

症例　慢性疾患の複雑さがわかる典型例

70歳代後半の男性。大手建設会社の元営業職のAさんは、40歳代の定期健診で高血圧を指摘され治療開始。夜遅くまで接待が続く毎日でした。体重は若い頃に比べて15kg近く増加し、翌年の健診では糖尿病が指摘され、コレステロールも高いと言われ、治療薬が追加となりました。タバコは20歳前から始め、一日20本を止められませんでした。時々起こる不整脈に気づいてはいましたが、担当医からの指摘はなく、薬の追加もありませんでした。

55歳で起床時にベッドから滑り落ちるようなことがあり、軽い脳梗塞と診断され薬が追加となりましたが、種類が多くなり飲み忘れが多くなりました。62歳で会社を退職。翌年、脳梗塞が再発、左側の片まひとなり、リハビリテーションを開始しました。都心の病院に通院するのが難しくなり、近くの病院に転院しました。

75歳を過ぎて急に食べる量が減り、次第に痩せ、歩行も難しくなり車椅子生活となりました。認知症があるとも言われ、介護保険を使い、近くの施設でリハビリテーションを行っていますが、効果があるとはいえない状況です。最近、誤嚥を繰り返すようになり通院が難しくなり、往診と訪問看護を受けていました。

解説　冬のある日、Aさんが微熱があってかぜ気味となり急に呼吸が苦しくなってきたときに、私が相談を受けました。最初は高血圧だけを治療していましたが、後に肥満となり、糖尿病が加わって血管の病変である心臓と脳の病気を起こしている状態でした。中年の頃は肥満による睡眠時無呼吸症候群がありました。これが高血圧、糖尿病を悪化させた可能性がありましたが、特に治療は受けていたわけではありませんでした。また心房細動と呼ばれる不整脈があり、投薬を受けていましたがその重要性は教えられていませんでした。その結果、心臓の中にできた血栓が脳に飛び、脳梗塞を繰り返して次第に運動能力が低下し、認知症が進みました。食欲が低下し栄養状態が次第に悪化し、痩せて歩けなくなり、医療だけでなく介護が必要になり、対応は介護が主になってきました。長い喫煙習慣がありCOPDであったものの指摘されたことはなく、無治療のままでした。急に呼吸が苦しくなった原因は「COPDの増悪」によるものです。

慢性疾患医療における医療の歴史【米国・ドイツ・英国】

●米国とドイツの医学の考え方の違い

近代医学の発展は、コッホ（1843～1910年）による結核菌の発見に代表されるように、ドイツ医学が主役でした。先述したオスラーが目指した医療は、20世紀初頭にあって、科学を重視し非人間的なドイツ医学を、米国人が望む「患者中心のものに転換する」という考え方で進められました。米国では「患者中心の医療」の潮流は現在も続いています。さらに米国は、基礎医学の研究でも牽引力を示しました。NIH（国立衛生研究所）は、6000人以上の医師、生命科学者から成る研究者が働き、27の研究所群から成り立っている世界最大の医学研究所です。そして、そのほとんどは慢性疾患を主なターゲットにしています。科学を中心とし、しかも、一人ひとりの患者目線の医療として実現させることについても米国は取り組んできました。これは米国医学の輝かしい功績です。わが国の医療は、戦前はドイツを、戦後は米国をモデルとしてきています。

ドイツ医学の勃興は「感染症の時代」の始まりでもありました。1928年に英国のフレミングがペニシリンを発見、戦時中、チャーチル英首相の肺炎を治したことで一躍有名になりました。また、並行して各種のワクチン開発が進むなど1980年代の終わりごろまで華やかな感染症医学の時代が続きました。

医療の牽引役は、いまでも欧米と言わざるをえません。その中で慢性疾患の歴史はどうなっているのか、漠然とした疑問でしたが、これに答えてくれる書籍に出会いました。タイトルを訳すと『20世紀の慢性疾患：その歴史』、著者は、カナダのマギル大学で医学史を研究するジョージ・ワイツです（邦訳なし）【2】。書評では、米国の科学誌『サイエンス』をはじめ欧米のトップ・ジャーナルではべたほめでした。ある書評では、「長く、かつ繰り返し起こる病気は患者と医師を苦しめるが、最近まで慢性疾患の考え方の情報は限られていた。病気は古くは感染症が中心であったが、近年になり変化して慢性疾患の重要性が高まってきた。慢性疾患は個人的な生活習慣だけでなく政治的、社会的な側面をもつ。この本は米、英、仏での問題点が異なることを明らかにした」としています。読んでみて目から鱗《うろこ》がおち、問題の大きさを改めて教えられました。米、英、仏の比較だけでなく過去、将来のわが国の慢性疾患を考える上でも重要な情報です。

●米国の高齢者対策の教訓

米国ほど、科学の進歩を経済の発展に結びつけ、短期間の間に高度の隆盛を遂げた国はないでしょう。慢性疾患や高齢者への対策も早期に始められました。「慢性疾患」という名称は20世紀初期での米国の考え方を反映しているといわれます。慢性疾患に関する初期の動きは経済の中心地、ニューヨーク市の衛生部局から始まっています。

１９０８年、セオドア・ルーズベルト大統領が立ち上げた談話委員会の要請で、経済学者のアービン・フィッシャーは、「国民活力度」として医療統計を報告しました。この中で、病気について十分に理解していないことによって、米国人の生命と健康が著しい損失を被っていることを報告しました。数年後、彼は経済学者として健康に関する実務を行う研究所を立ち上げます。これは健診に応ずるシステムでした。当時は、慢性疾患、高齢者というキーワードが、将来のビック・ビジネスと考えられたのです。

現在の「予防、健診、治療、リハビリテーション、長期療養施設」という流れは、この時代に提唱されたものです。高齢者はある程度の人口には達していましたが、1900年の65歳以上はわずか310万人でした。2010年には4030万人に達しました。1920年代、米国ではすでに慢性疾患が将来の中心課題となることを予見し対策を進め始めていました。高齢者人口はまだ多くありませんでしたが、慢性疾患をもつ高齢者をターゲットとしていたことは明らかです。医学研究者たちの新しい研究テーマでもありましたが、予防医学という点では保険会社の取り組みが積極的でした。健診、早期発見、早期治療にもっとも熱心で、支払い額をできるだけ減らしたいという本音が見え隠れしていました。しかし、早くから提唱しましたが、結局は軌道に乗りませんでした。一方、日常活動性が低下した高齢者のための瀟洒《しょうしゃ》な老人ホームの建設が進みました。公衆衛生研究者や行政も動き始めます。しかし、当時の老人ホームは供給過剰となり、多くの会社が倒産したともいわれています。この時代のリハビリテーションのレベルは低く、高額な費用のわりには効果が上がらずじまいでした。

1950年代中期までの米国の慢性疾患の中心的な課題は、公衆衛生の組織化と医療・医学研究でした。対策は、常にこれらを組み合わせた形で考えられてきました。米国でのこのような取り組み方は、同時期の英国、フランスの取り組みとは異なっています。米国のビジネス展開としての高齢者を中心とした慢性疾患対策は失敗に近いとみられ、英国では老年病学としての進歩や在宅医療の推進という別の形で進められました。フランスでは、英米のどちらをも参考にすることはなく、慢性疾患をもつ高齢者の多くは、住み慣れた街から遠く離れた地域にある介護施設へ送られたといわれています。

米国の医療政策の大きな流れの源流は、１００年以上経過して現在にまで深く影響を与えています。その米国のニューヨーク市がコロナ禍で多くの被害者を出し、犠牲者の多くが高齢で慢性疾患をもつ患者であることは結局のところ、その医療政策は解決策にはなっていなかったことを示しています。

健康問題と経済政策の両立は、極めて難しい問題であることがわかります。国民的な意見の一致を目的として議論を繰り返し、修正しながら進めてきたはずでしたが、全体として成功したとはいえず、米国医学の影の部分となった、とされています。地域での医療の活動を重視するあまり、中央からの一定した指導体制が整備されていなかったことが大きいといわれます。また、医療保険制度を見直す機会はあったものの解決には至らず、いまでも未解決の課題となっています。

●英国の医療の取り組みと不祥事

英国では戦時（第二次世界大戦）中は米国と同様の取り組みが行われていましたが、慢性疾患の治療については語られることがありませんでした。当初は慢性疾患の対象は小児であり、１９３５年頃からは高齢者が問題となったものの、戦時中でも健康政策はうまくいっていました。しかし、高齢者による病院のベッド塞ぎが問題となり、これが英国に特有な老年病学の発達を促しました。米国での医療の失敗を意識し、科学の追及というより実践的な仕組み、対応策が深く検討されていったようです。英国型の往診医による在宅医療はいまでも行われています。

ところが、1980年から90年代にかけて時の政府を震撼させるような医療の不祥事が相次ぎました。なかでも、「ブリストル事件」は、ブリストル王立小児病院において、当時、一流と評価されていた心臓外科医らが自分たちの技術力を向上させ、実績を作るための手術を行い、健康な30人もの1歳未満の乳児が犠牲となり、死亡者、障害児を生み出しました。さらに問題なのは、病院内ではスタッフの多くが知っていたのに内部からの発言や指摘がないまま10年近く経過していたことです。医師や看護師数が不足したなかで、一定の業績を強いられたことが背景にあるともいわれます。

「シップマン事件」も同じような密室で起こりました。シップマン医師は独居老人の治療として一人で往診医療を行い、その中で医療用薬物を使った殺人（本人は安楽死と称していた）を行っていました。その被害者数は500人近くといわれていますが、シップマンが獄中で自殺したため真相はわからないままです。この二つの事件の反省から生まれたのが、クリニカル・ガバナンス（臨床医学の統轄）という考え方です。いずれの事件も管理すべきNHS（英国の国営医療サービス）が適切に対応していなかったことが原因であり、その結果、医療の質を一定に保つという全体の統轄が欠けていたことに起因しています。

◉中国の高齢者政策

中国では、高齢者人口の急増と、これにともなう慢性疾患をもつ患者の増加が、近い将来の深刻な課題と考えられています。

中国の健康高齢化策は、同国を代表するシンクタンクの一つである北京大学国家発展学院が主導しています。さまざまな分野の国際的な専門家とも協力して、国の人口危機に対処するだけでなく、高齢者が関わる比重が大きい中国社会全体の知的および職業的能力を解放することを目的とした一連の政策を提示しています【3】。英国の代表的な医学雑誌『ランセット』は中国における高齢人口の急増、これとともに深刻化する慢性疾患対策が重要な課題となるだろうと報告しています【4】。問題となる多重疾患は、認知症、糖尿病、虚血性心疾患など欧米諸国と同じです。

孝心（親孝行）は、中国に根付いた美徳です。急速な経済発展、個人主義の高まりと家族の規模の縮小が、いま、中国の高齢者の社会的な地位を危うくしているといいます。問題を深刻化させているのが1979年から2014年までの一人っ子政策です。2015年から2021年までの二人っ子政策を経て、2021年8月になり出産に関する問題は42年ぶりに正常化しました。2019年、中国では60歳以上の人口は2億5400万人でしたが、2040年までに4億2000万人に増加し、人口の約28％を占めると予想されています。さらに総人口は2017年から2100年にかけて48％減少すると予測されています。慢性疾患をもつ高齢患者数が増加することで医療および社会的ケアシステムの需要が急増し、しかもこれを支える若い世代は減少していくことになります。

中国の現在の高齢者の健康状態を示すデータは複雑です。多重慢性疾患の現状が正確に把握できていないこと、農村部と都市部の間の格差に加え、男女の間で一貫した健康格差が指摘されています。労働者階級の女性は男性よりも10年早く退職するので、その結果、女性の年金が大幅に減少し、ジェンダーによる不平等が大きくなります。さらに中国では多くの人たちはプライマリケア（かかりつけ医）を介さずに直接大病院を受診します。現在は大病院の老人科医と看護師で対応していますが、その数を増やすだけではこれらの課題に対処することは不可能だと、先の『ランセット誌』では解説しています。

これらの問題点に対し、北京大学のコミッショナーは、社会的および経済的不平等が蔓延しており、中国の高齢者の健康を左右していることを認めています。医療アクセスを改善するためのモバイルとオンラインヘルスのサービスの確立を含め、高齢者のために地域ごとに統合されたプライマリ・ヘルスケアチームの開発を促進することを提言しています。

２０２２年9月、中国共産党全国代表大会で習近平国家主席は、人口の高齢化に積極的に対応し、高齢者ケアシステムを開発し、中国の全ての高齢者が不可欠なケアとサポートを享受できるようにすることに言及しています。

◉「慢性疾患モデル」をベースにしたわが国の地域包括ケア

世界では高齢化が進み、慢性疾患による死亡者は増え続け、死因の7割に達しようとしています。その中にあって、長い年月にわたる慢性疾患の治療は、どのような体制で行っていけばもっとも効果的なのでしょうか。1920年代から米国が取り組んできた予防、健診、治療、リハビリテーション、長期療養施設が効果を上げているかどうかは不明ですし、英国が経験した密室での医療の怖さの問題も解決されているわけではありません。こうした中で、1990年代の終わり、米国では慢性疾患を一つの大きな単位と考えたモデルを作り、全ての種類の慢性疾患をこの体系の中で診ていこうとする研究が始まりました。これが「慢性疾患モデル」という考え方です。

この考え方は、わが国では、小さな単位の地域の中で医療を全て完結しようとする「地域包括ケア」という、新しい医療体制として本格的に進められています。歴史的にみれば、前項で述べたように、米国では100年も前から取り組んできた慢性疾患対策の最新版となる新しい考え方に拠ったものといえます。しかし、問題点が全て解決されたわけではありませんし、エビデンス（効果を科学的に検証し認められた根拠）は数種の慢性疾患のわずかなものにとどまっています。「地域包括ケア」は、世界でもっとも高齢化が進むわが国の進退を懸けた大きな試みといえます。

2. 慢性疾患の解明と課題

近年、慢性疾患がどのように起こり悪化していくかについては、細胞や分子レベル、さらに遺伝子の研究からかなり明らかにされてきました。慢性疾患についても遺伝子に関する研究が進められています。慢性疾患の大多数は、近年起こってきた病気ではなく、大げさにいえば人類の誕生に遡ることができるものです。親子や兄弟など、血縁者間で同じ病気の人がいないかどうかは、医療者が必ず問診で確認する項目です。

科学雑誌『サイエンス』は、絶滅したネアンデルタール人の遺伝子を現代人が２％くらいのわずかな割合ですが受け継いでいて、これがやっかいな慢性疾患を起こさせる原因となっている、という研究を２０１６年に発表し注目されています。

この研究成果などを含む功績で、２０２２年度のノーベル生理学・医学賞は、独マックス・プランク進化人類研究所のスヴァンテ・ペーボ博士に贈られました。一人の人間を構成する細胞は38兆個に近いと推定されています。心臓や肺などいくつかの臓器に病変が同時に起こり、相互に悪化していくパターンも明らかになっています。慢性疾患の研究はミクロのレベルから進み、体を構成する臓器という単位までのことが解明され、ヒトの体の全体、さらに個人差というところまで研究が進みましたが、予防策を立てようとするところで大きな難問に出くわしています。

◉遺伝子研究と病気

わが国で生活習慣病と呼ばれている慢性疾患の多くを、諸外国ではライフスタイル病、あるいはＷＨＯ（世界保健機関）では非感染性疾患と呼んでいます。

近年の遺伝子研究では、当初のがんや稀少な病気だけでなく、慢性疾患との関係が明らかになってきました。特定の遺伝子が関係していることが明らかとなった代表的な疾患として、ＷＨＯが挙げているのは「心疾患」「がん」「脳卒中」「糖尿病」「アルツハイマー病」です。

ＣＯＰＤや喘息に関わる遺伝子も明らかになりつつあります。しかし、ＣＯＰＤは肺気腫型、気道病変型と分類されるなど、複数の病型があり、喘息に至ってはさらにたくさんの種類があって複雑です。喘息という病名は、その代表名称に過ぎません。

慢性疾患では、遺伝子情報がどのように役立つのでしょうか。ＷＨＯが可能性として挙げている領域は、以下の通りです。

・治療にともなう薬などのリスクを予測する
・将来、病気が発症するかどうかを予測する
・正確な診断の参考に使える
・投薬の種類を決め、投薬量を決める際の参考となる
・治療による効果、期待度。すなわち予後の判断ができる

遺伝子研究の成果を慢性疾患に広く応用するには、長い年月と膨大な人たちの協力を必要とします。しかし研究成果は将来の患者さんたちの治療に活用され、その結果、有害な治療や無駄な治療が少なくなり、医療費も少なくなることが期待できます。

◉慢性疾患に深く関わるライフスタイル

生活習慣病と呼ばれている高血圧、狭心症や糖尿病、骨粗しょう症は慢性疾患の代表格です。健康を害する生活習慣とは、喫煙や過剰な飲酒、運動不足、過食、睡眠不足まで、その人ごとに異なる毎日の生活の蓄積であり、長い年月の間に自分に便利が良く、快適な生活となるよう、自分の都合に合わせ工夫されたものです。詳細な生活習慣の実像は自分にしかわからないことが多くあります。そのうちのどれが危なく、どれが許容範囲であるかを、診る側が決めるのは大変です。なかでも昔の不摂生がいまの病気を起こしていることが多いので、それを本人でない医師が見極めることはかなり難しい作業です。

先端研究は超ミクロ的な段階に踏み込んでいますが、皮肉なことに極めてあいまいな一人ひとりの人間の行動、習慣の違い、判断力という定量的なデータになりにくい情報を遺伝子の研究成果とどのように組み合わせたらよいかについては、緒についたばかりなのです。

◉統計がもたらすもの

医療は、多くの統計の塊から成り立っています。統計は、治療の効果を予測する際に重要な根拠となることがよくあります。他方で死因についての統計結果は、国の政策だけでなく、民間の会社が営業方針の策定にあたって参考にすることが多いのですが、その社会的影響は極めて大きいものです。

例えば、ある生命保険会社が作成した7大疾病保障という保険があります。この保険では3大疾病として悪性新生物（がん）、脳卒中、心筋梗塞が挙げられ、４つの生活習慣病として高血圧性疾患、糖尿病、慢性腎不全、肝硬変が挙げられています。４つの生活習慣病がなぜ、いつごろ決められたかは不明です。さらにいえば、この中に慢性の呼吸器の病気が入っていないのも不可解なことです。おそらくこの保険を売り出した時代に、社会で大きな問題となった統計結果にもとづいて、先の7大疾病保障となったのでしょう。統計の結果が別のものなら、対象となる疾病は変わった可能性があります。

このままでは、慢性の呼吸器の病気をもつ患者さんはいつまでたっても救われないことになります。事実、喘息があれば保険の加入を認めないという例が多く、喘息の患者さんたちから不公平だと指摘されたことがあります。私としても、ＣＯＰＤなら加入できて喘息はダメなのか、と不満を言いたくなります。

◉アメリカ疾病予防管理センターの役割

米国は最強の軍事力で「世界の警察官」の役割を果たしていただけでなく、「世界の医者」としての役割も果たしているといわれています。その活動の一つがアメリカ疾病予防管理センター（ＣＤＣ）です。ＣＤＣは登録しておくと外国人医師の私たちにも、いま人類全体が直面する健康上の危機や、私たちが共通に考えるべき健康の改善方法を具体的に知らせてくれます。さらに毎週数回インターネットで送られてくる情報は、私たち医療者がいかに広い視野をもつべきかについて教えてくれ、新鮮な気持ちにさせてもらっています。

ＣＤＣの主張は、新しい科学論文データにもとづいていて、医療における新しい研究成果をいま、どのように応用すべきかを伝えてくれます。私たち医療者は、いま眼前で診ている、患者さんの困りごとだけが問題と考えがちですが、その背後に大勢の困っている患者さんがいることは忘れがちです。つねに視野を広げるべきであることを教え、医療者として真摯に取り組むべき課題を伝えてくれています。

ＣＤＣは、１９４６年に創設されたアメリカ合衆国の連邦政府機関です。米国だけでなく全世界の健康に関する信頼できる情報の提供と、健康の増進を目的としています。ＨＩＶや最近のエムポックス（サル痘）など特に脅威となる疾病に対しては、国内外を問わず駆けつけ、調査・対策を講じる上で主導的な役割を果たしています。ＣＤＣから勧告される文書は、非常に多くの文献やデータの収集結果を元に作成、発表されていて、世界標準とみなされるほどの影響力をもっており、実際に日本でも活用されています。取り上げられる問題は幅広く、しかも全世代への忠告となっています。東京都も同様の組織をすでに立ち上げていますが、国も日本版ＣＤＣを立ち上げる準備を進めているようです。新しい形として患者会への支援など慢性疾患の啓蒙活動をバックアップしてほしいと願っています。

◉死亡の原因

いま元気で暮らしている多くの人にとって、知らない人がどのような原因で亡くなったかは興味がある問題ではないでしょう。しかし、私たち医療者にとっては現在、生活している人たちの病気の対策を立てる上で、死因の統計は重要です。

近代医療の特徴の一つは、細部から積み上げられた膨大な統計の塊から得られた情報をもとに組み立てられていることです。なかでも死因の統計はその根幹をなすものです。ＣＤＣは、２０１９年６月に

2017年の米国における死因の統計を発表しました。約280万人がこの年に死亡しています。死因のトップは、心筋梗塞などの心疾患、次いで悪性腫瘍、すなわちがんです。男性の第3位は不慮の事故で、これに続くのがCOPD（慢性閉塞性肺疾患）などの慢性の呼吸器疾患、第5位は脳血管障害です。

同じ年のわが国の死因統計では、この年の死亡総数は約134万人です。米国の人口総数は、わが国の約2・6倍です。単純に人口比率から推定すると、日本人の死亡者数は米国よりかなり多くなっています。医療の差というより高齢者人口の比率の違いが影響しているものと思えます。わが国の首位は悪性腫瘍でした。次いで心疾患、肺炎、脳血管疾患、老衰と続いています。わが国と米国の死因の統計を比較すると、いくつかの相違点があります。

◉死因にみる米国と日本の4つの違い

第1は、米国では心疾患が首位であることです。わが国では悪性腫瘍が首位でした。米国では心臓病の予防こそが国民的課題です。これを受けて米国では最近、高血圧の治療スタートの基準をより厳しく変更しています。また男性の不慮の事故が多いことは、交通事故と銃社会を反映しているのでしょう。これも米国が抱えている、解決が難しい社会問題です。

第2は、米国の女性でCOPDが第3位になっていることです。これは脳血管障害による死亡者数に近い数字です。ところがわが国では、COPDは男女を問わず極めて低くなっています。毎日、多くのCOPDの患者さんを診ている私にとっては実態と合わないと裏切られる思いです。死因についての統計データは、死亡診断書を作成する最期の看取りに立ち会った医師の判断の集積です。プライマリケアに当たる医師たちがCOPDに気づいていなければ、最終的な統計に反映されません。気づいていなければ、治療も行っていないということでしょう。

第3は、肺炎についてです。わが国では肺炎が9・8%ですが米国では男性では1・8%に過ぎません。米国ではインフルエンザと同じ分類に入れられています。わが国では高齢者が病院で死亡する場合が多く、症状や胸部のX線写真から診断されますが、米国では高齢者の肺炎の治療には興味がないのではないか、と勘ぐりたくなるほどです。また、わが国ではCOPDを診断するのは難しいのですが、重症で入院した場合には胸部のCT撮影を実施します。しかし米国ではそうではありません。日本では肺炎が割合簡単に診断され、治療を始めることになっている実態を反映しています。

第4は、わが国の統計で老衰という病名が残っていることです。厚生労働省が2019年に発表した2018年の人口動態統計月報年計（概数）の結果では、死因の1位、2位は、これまで同様、悪性新生物（腫瘍〈がん〉）、心疾患（高血圧性を除く）でした。「肺炎」の減少にともなって2017年に3位となった「脳血管疾患」を抜いて、「老衰」が初めて3位となりました。米国では老衰という病名はありません。

老衰はほかに死亡の原因がない、いわゆる「自然死」ととらえられています。戦後の1947年をピークに減少傾向でしたが、2001年以降は増加が続いています。今回、約37万人のがん、約21万人の心疾患（高血圧性を除く）に続き、全死因の8%（約11万人）を占めました。死因としての「老衰」は、この十数年、右肩上がりで上昇し続けています。多くのメディアは老衰による死亡者が増加している点を老衰＝

自然死と捉え、良い風潮だと好意的に報道していますが、このデータは気をつけて読み取るべきだと考えます。老衰をめぐる問題についてはさらに**3章**で説明します。

◉慢性疾患と独居の問題

実際の診療現場では、治療にとって何が「主」で何が「従」であるかの判断が難しいことが多くあります。特に高齢者ではこの判断は、高度の社会的な判断が加わり複雑です。

下の症例を参照してください。

症例　独居で重層化する慢性疾患

以前に診たＢさん81歳、男性。岩手県の山村の出身でした。近くの大きなＣ病院から転院となり、救急車で搬送されてきました。Ｂさんは長い間、一人暮らしでした。中学卒業後すぐに夜行列車で上野に着いてからはずっと東京暮らしです。若い頃はタンクローリーの運転手をしていましたが、仕事はきつく、危険物を遠く離れたところに運び、一日休んでとんぼ返りの生活でした。どこにも飲み仲間がおり、もらった給料は全て友だちたちへのおごりで使い、さらに友だちに誘われて競馬にのめりこみ、宵越しの金は持たないが信条でした。数年間の結婚生活でしたが妻も逃げていき、58歳で怪我をしてからは働けなくなり生活保護となりました。

Ｃ病院での診断は食道がんでしたが、心筋梗塞を併発しており、この先検査をしない、治療もしないと文書に記載されていました。しかし、転院先のＤ病院で治療方針を決めるため簡単な検査の組み合わせを行って推定したＢさんの診断は、次の通りでした。

- **胸部CT検査では高度の肺気腫、さらに右の肺がパンクした自然気胸があり、長く放置していたため肺の外側に液体が溜まる胸水があり、それが呼吸を制限している。慢性呼吸不全で血液中の酸素が不足した状態で**

ある。

- **進行した食道がんがあり、食べたものがかろうじて通るくらい狭くなっていたが、3食は美味しいと全て食べた。**
- **最初にかかった大きな病院での急性心筋梗塞は、心電図や血液検査の結果否定された。はっきり言えば誤診だった。**
- **貧血があり血液中のタンパク質が減った低アルブミン血症に加えて、血液中のナトリウムが高度に減った低ナトリウム血症があった。ふらつきが強く椅子への移動ができないのはこのため。**
- **脳のCT検査では古い脳梗塞があり、背骨が曲がり変形性腰椎症もあった。**
- **さらに甲状腺の検査で機能が低下していることが判明した。**

タバコは入院するまで毎日40本。自宅で動けなくなったBさんは、美味しいと病院食を完食し、声掛けに笑顔をみせました。D病院の診断から3カ月後、Bさんは死亡しました。死亡の原因は食道がんで、飲み込みにくい状態で誤嚥し、肺炎を起こしたことが直接の死因でした。この背景には治療ができない食道がんがありました。身長は160㎝、体重はわずか38㎏、高度に痩せており、見かけは老衰のようでした。

医学の発達で、血液を調べてわかること、CTやMRIのような画像検査や心電図のような生理学的検査の組み合わせで、2、3日間でBさんのもっている病気の種類や、その重さもほぼ診断されました。原因が不明だったふらつき感は、食塩を多めに摂取してもらうことで解決しました。Bさんには親身に心配してくれる家族がおらず、生活保護を受けていました。独居という社会的な背景は、長期にわたる慢性の病気の治療という点では問題となることが多くあります。

解説 現在はやめていても、昔の不摂生がいまの病気を起こしていることも多くあります。症例のBさんのように、過剰な飲酒や喫煙習慣が当てはまります。個人の生活習慣を変えるには生活をともにする家族の協力なしには難しく、Bさんではこれも問題点でした。例えば禁煙に関しては、自分の配偶者や親身になって相談に乗ってくれる人のアドバイスがもっとも効果的で、対照的に職場の友人や飲み友だちはあてにならないというデータがあります。

◉生活習慣病は加齢だけが原因ではない

生活習慣病とは、英語の lifestyle disease に相当する名称で、糖尿病・脂質異常症・高血圧・高尿酸血症など、生活習慣が発症原因に深く関与していると考えられている病気の総称です。日本では加齢によって発病すると考えられたために、成人病と呼ばれていましたが、１９８０年代から若者の発症が目立つようになり、その後の調査で生活習慣が深く関与していることが判明してきました。このため、１９９７年頃から生活を変えることにより予防、治療ができるという認識を醸成することを目的として、呼び方が変わりました。

日本では生活習慣に起因する疾病として、がん、脳血管疾患、心血管疾患などが指摘され、それらは日本人の３大死因ともなっていることは前述の通りです。肥満はこれらの疾患になるリスクを高めます。また肥満自体が、生活習慣病の一つとされることがあります。腹部に溜まる脂肪は、脂肪細胞と呼ばれる細胞が脂肪を蓄え膨れ上がった状態なのですが、これが動脈硬化を促し炎症を促進する「病的な細胞」の一つと考えられています。

２０１１年の厚生労働省の国民健康・栄養調査で、10年前と比べて日本人が魚や野菜を食べる量が減り、肉食が１割近く増えていることがわかりました。厚労省は「野菜の摂取量が少ないと生活習慣病の発症リスクが高まる」としています。

◉長寿者が減った沖縄

沖縄は1990年代末までは、世界に名だたる長寿地域でした。しかし2000年代から徐々に変化が見え、2010年代には65歳以下の若い世代の生活習慣病の増加によって死亡年代が若年化していきました。この事象は「長寿沖縄」の崩壊、沖縄クライシスとも呼ばれ、崩壊が明確になった2013年にはNHKのテレビ番組で「長寿崩壊の危機」として特集されました。番組の中では、若い世代における動物性脂肪の摂取量過多による肥満の多さが指摘されており、日本全体では10年後以降にこれを後追いすると指摘されていました。米国型の豊かな生活習慣の影響といえるものです。美味しいものを贅沢に食べ、運動が少なくなり、病気の種類が変わってきた結果です。

しかし、2014年発行の『日本人の食事摂取基準』(2015年版)において、脂質(コレステロール)の目標量は設定されませんでした。これは、生活習慣病の重症化予防を目的として、脂質の目標量を設定する科学的根拠が十分でないとの判断によります。さらに特に高齢者では、コレステロール摂取量を制限するとタンパク質不足を生じ、低栄養を生じる可能性があるとして注意喚起がなされました。高齢者は自身の健康に関心をもつ人が多いことから、やり過ぎを警戒したためでした。症例のBさんのように、高齢でさらに痩せて動けなくなった人を医学的にきちんと評価できなければ、その人は「自然死」と判断され、「天寿を全うした」ということにもなりかねません。

◉慢性疾患と居住環境

生活習慣は人それぞれであり、長年の積み重ねで、本人にしかわからないことがあります。その人のこれまでの生活での不摂生や仕事だけでなく、受けてきた教育や居住環境もプラスに働くことやマイナスに働くことがあります。居住する環境についていえば、最近の研究論文【5】で、２５００ｍ級の高地に居住する人のほうがＰＭ２・５を含む有害な空気にさらされる機会が多く、肺機能が低下するという論文を目にして驚かされました。高地は空気がきれいで健康に良い場所と思い込んでいたからです。最近の大気汚染の研究では、都会よりも農村の方がより危険であるといいます。農村地域に特有な間質性肺炎を取り上げた論文もあります【6】。農村では家畜の糞や肥料により、大気中のアンモニアの濃度が高くなったり、家畜の飼料にカビが生えたりして、それらを吸い込むことも危険です。自然の環境に憧れ田舎で暮らす人たちも、知っておいてもいいでしょう。

◉慢性疾患と江戸時代までの医療からの転換

医療は、受ける側の患者さんと提供する側の医師とがお互いにいくらかは妥協した状態で実施されており、慢性病の対策は医療史に投影されています。わが国の医療史をみると、江戸初期から中期までは漢方医学に支えられてきました。その後ポルトガルからの医療が伝わり南蛮医学として成立し、これがオランダ医学に置き換えられました。明治日本の産業革命遺産の登録が話題になりましたが、わが国の近代医学の発展もほぼこの時期に重なります。

江戸時代末期までの医学の欠点は、体を構成する臓器の構造とその機能を結び付け、病気が起こる機序を具体的に考えるという各論が乏しかったことです。病気を観念的に考えるという域から出ることは少なく、とりわけ慢性病が観念的に考えられやすいことは、現代においても同様です。

欧米ではギリシア医学の時代に、構造と機能の結びつきの重要性が考えられていました。しかし、解剖学として体を構成する各臓器の構造が研究されたのは、欧米でもずっと後の時代です。キリスト教では神が創り給うた世界、自然現象を数学や化学、物理学を用いて解明しようとしました。古くから神仏の教えが生活のすみずみまで浸透していた日本人には、血液や屍体は不浄であり、欧米のような解剖学はまったく疎遠な領域でした。解剖学は中国でも無縁の学問であり、わが国に伝えられることもなく、大宝律令（701年）では人体の解剖は明文をもって禁止されていました。寛和3（987）年に創建された京都の清涼寺の国宝、釈迦如来立像には、1954年の調査で絹製の内臓の模型、「五臓六腑」が体内に発見されました。現存する世界最古の内臓模型として知られていますが、科学性という点からは遠いものです。

250年間の鎖国は、ペリー来訪によりこじ開けられました。明治維新は、漢方医学を西洋医学に変えたという点では他国に例をみない歴史的大転換でした。しかもそれまで少なくとも1000年間、それなりの評価を受けてきた学問体系を丸ごと捨て去り、一気に欧米化したのです。医学の「維新」です。この端境期の難しい時期に行動した医師たちの役割も大きいものでした。

慢性疾患はいくつか重なる場合が多く、しかもこれらは別々に重なり、相互に影響し合って寿命や老後の快適さを決めていきます。呼吸器の慢性疾患は高齢者に多く、しかも多重疾患であることが特徴です。治療にあたっては、医療者は、つねに併存している他の慢性疾患を考える必要があります。多重疾患は、時間の経過で次から次へと症状が起こってくることも患者さんを苦しめる要因です。慢性の病気が連鎖して起こり、生活の基盤を変えてしまう。それが多重疾患の怖いところです。

症例　喫煙という生活習慣が関わる例

女性の患者Ｅさん。出会ったときは50歳半ば。40歳頃から高血圧の治療を受けてきていました。飲み屋街で小さな居酒屋を切り盛りしていて、きっぷが良くて、自分も少し飲みながら馴染みの客と交わす会話は、いかにも下町の店に似合っていたことでしょう。チェーン・スモーカーといえるほどタバコが離せない人で、夫は、仕入れなどを少し手伝ってくれるものの、それこそ「飲む、打つ、買う」の毎日でほとんど頼りにならなかったようです。離婚話が出て、決まりかけていたときに彼女の身に思わぬことが起こりました。

右のふくらはぎにしびれるような痛みが生じ、止まらなくなってきたのです。特に夜中に痛みが強く、立ち仕事の飲み屋の仕事はだんだん難しくなってきました。某大学の付属病院を受診したところ、閉塞性動脈硬化症と診断されました。この病気はヘビースモーカーに起こりやすい病気で、実際彼女に20歳前から毎日30本以上の喫煙歴がありました。内科的な治療は難しいと判断されて、右膝から下を切断することになりました。

義足をつけた生活は全てを変えることになりました。家事は夫がほとんど行うことになり、その結果、離婚話は立ち消えとなったそうです。さらに２年たって夜中に急に嘔吐、腹痛を訴え、検査の結果胃潰瘍と判明。さらに貧血があるので検査したところ、初期の大腸がんが発見されました。実はそのときまで禁煙ができていませんでした。息切れが強くなってきたと、夫に車椅子を押してもらって受診した結果、重症のCOPD（慢性閉塞性肺疾患）で、しかも酸素が高度に不足し、酸素療法が必要であることがわかりました。禁煙を守らせ、呼吸リハビリテーションを開始しましたが、車椅子状態では効果を上げることは難しく、その後も軽い肺炎を起こし入退院を繰り返していました。夫は店を閉じることにして彼女の日常の面倒を全て一人で看ていました。家事も行い、まるで昔の罪滅ぼしをしているようだね、と友人にからかわれるほど献身的でした。

その夫に、進行した肺がんが見つかりました。手術は無理と言われましたが、次第に痩せていく中でも彼女のケアを一人で行っていましたが、痛みが出て在宅での治療は困難となり、入院しました。もう1週間はもたないだろうと主治医から言われましたが、ある夜、タクシーで突然自宅に帰ってきました。彼女の面倒は近所に住む娘夫婦が看ていたのですが、「お前が不自由していないかを自分で確かめたい」と無理に外出したのだそうです。2日後、夫は病院で逝去しました。

解説 この女性の病気は、高血圧から始まっていましたが、還暦の頃からは病気の連鎖といわれるほどの状態になりました。閉塞性動脈硬化症は喫煙者に多い病気ですが、その結果、膝から下を切断せざるを得なくなりました。消化器系の病気をくり返したあげく、COPDによる症状が強く出てきました。病気は、彼女の生活を全て変えてしまいました。重喫煙者の夫も肺がんで死亡しました。

◉多重疾患はどのように定義されるか

米国のNational Quality Forum（ＮＱＦ）は、患者や医療者、政府関係者だけでなく医療関連の企業など４００以上の団体が加入するＮＰＯ法人で、１９９９年、大統領の諮問により立ち上げられました。緩和ケアのガイドラインを作成していて、わが国のように財務を担当する大臣が思いつきで「高齢者の医療費は金の無駄遣いだ」と言うような発言は許されないような構造です。

ＮＱＦは多重疾患を「集合的に健康状態、機能、または生活の質に悪影響を及ぼし、複雑な医療管理、意思決定、または調整を必要とする２つ以上の慢性状態」と定義しています。２つ以上の慢性疾患をもつ患者では、個人的な問題ではなく、むしろ、その人が生活している社会全体と個人との相互の影響を懸念していることが特徴です。

◉多重疾患は高齢者だけではない

多重疾患の有病率は、他の年代と比べて65歳以上がもっとも高率ですが、実は多重疾患をもつ患者の絶対数はそれよりも若い世代の方が多いといわれます。中年では気づいていない人が多いからです。先進国では、成人の約４人に１人が少なくとも２つの慢性疾患をもち、高齢者の半数以上が３つ以上の慢性疾患をもっているといわれています。

多重疾患をもつ割合は、米国では20歳から44歳では約15％ですが、65歳から79歳では35％、80歳以上では70％に相当します。65歳以上の人では、約３分の２で２つ以上の慢性疾患があり、約３分の１では４つ以上の慢性疾患があることになります。なかでも重要な疾患は狭心症と心筋梗塞などの冠動脈疾患です。心臓を取り巻いている冠状動脈と呼ばれる血管が狭くなったり（冠動脈硬化）、詰まったりする（血栓）ことにより起こります。

米国では死亡の首位に当たる冠動脈性心臓病の原因究明とその対策の研究が大規模で進められてきました。栄養学的検査調査（NHANES）は、2013年から5年間、2歳から79歳まで多数の人たちの生活様式や血液データの結果を統計的にまとめ、8つの基礎項目を「命の8つの基本項目」（Life's Essential 8 Score）として注意を呼びかけています。その8項目は、「食事内容」「運動の勧め」「ニコチン曝露の禁止」「睡眠時間の確保」「肥満を避けたBMI（体重

【表2】多重疾患に共通する問題点

死亡するリスクが高くなる。
病気と連動して起こる機能制限、障害が次第に大きくなる。
加齢にともなう予備能力が低下し、ストレスに対する回復力が低下したフレイルと呼ばれる状態が多くなる。
異なる病気が組み合わされた結果、治療が難しくなる。 〔例えば、喘息で緑内障がある場合、ベータ・ブロッカーの点眼薬で喘息が悪化する、COPD（慢性閉塞性肺疾患）の場合は抗コリン薬の吸入薬で前立腺肥大の症状が悪化して尿閉を起こすことがある。〕 複数の慢性疾患があると生活の質（QOL）が低下する原因となる。
複数のうち１つが悪化すると連動して他の疾病が悪化することが多い。COPDと心血管疾患があって肺炎を起こすと心不全が悪化するような場合である。
夜間や休日の救急受診が多くなる。これも複数の病気が連動して悪化することが多いためである。
複数の疾患があると軽い状態でも入院が必要となることが多い。

／身長比）の正常化」「血中脂質濃度（コレステロールなど）の是正」「糖尿病となる高血糖の治療の勧め」「高血圧の治療の勧め」です【7】。

4．日常生活が引き起こす病気（コロナ禍で見えた肥満リスク）

新型コロナウイルス感染症は２０２０年に日本でも広がり始めましたが、情報が集積するにつれ、慢性疾患との関わりが改めて判明してきました。糖尿病、心血管疾患、ＣＯＰＤなどの慢性疾患をもつ人たちは感染しやすく、重症化しやすいのです。なかでもそれらを併せもつ高齢者の死亡率が高く、他方、若年者の中では肥満者が感染しやすく、重症化しやすいことが特に問題となっています。肥満は慢性疾患と共存することが多く、しかも、慢性疾患は「食」生活と深く関わっているのが特徴です。

◉暮らしと病気の関係性

中国、武漢市から始まった新型コロナウイルス感染症は、当初、多くの国では対岸の火事と鷹揚に構えていたように思われます。早期に対策を講じる時間はあったはずなのに、わが国をはじめとして対策が後手に回った誹《そし》りは免れません。政治に関わる人たちが、急性感染症の対策や怖さについての情報を深く読み込んでいなかったことが問題でしょう。とりわけ、予想もしなかった被害は、医療がもっとも進んでいる米国に降りかかりました。２０２３年４月末の時点で約1億６６０万人が感染し、死者は約１１６万人という甚大な被害です。同日のわが国では、約３３７０万人の感染者と約7万人の死者です。総人口に占める比率をみても、圧倒的な多さです。

なぜ、米国に多大な感染被害が出たのでしょうか。被害は貧困層といわれる人たちに多く出ています。WHO（世界保健機関）は、健康格差が生ずるのは回避が難しい不平等が存在するからだといいます。そのルーツには、個人の生活行動の違い、提供される健康情報、社会制度に加え特有の文化も関係するといいます。医療制度や格差社会、医療の情報伝達など、社会的な問題点が指摘されていますが、個人的な生活習慣に帰結すると考えざるを得ないことも多いのです。

先述のNHANESの研究報告も指摘していますが、米国では生活に関連した次の４つの点が特に問題です。それらは、喫煙、高血圧、肥満や糖分の多い食事の摂取です。これらは、貧困層の生活に特有ともいわれます。米国のエリート層には高度の肥満者は多くありません。肥満はわが国でも深刻になりつつあります。

◉肥満は病気

米国を代表する科学雑誌『サイエンス』や英国の『ネイチャー』（２０２０年9月11日号）をはじめとして、この問題を正面から取り上げている論文が多くあります。まずはそれらの内容を概説します。

パンデミック（世界的流行）が始まって以来、多くの研究論文に共通しているのは、新型コロナウイルス感染症に感染しやすい人たちが「肥満」であるという指摘です。さらに最近の追加調査では、肥満と呼ぶには至らない程度の軽度の太めの人でさえ、感染のリスクが高いといわれます。

国際的な研究チームが、約40万人のコロナウイルス感染患者を調査した論文によれば、肥満者が入院する確率は、ふつうの健康な体形の人たちと比較すると13％高く、集中治療室に入院するような重症者は74％、さらに死亡する確率は48％も高率であるといいます。かかりやすく、重症化しやすいというわけです。この現象は、中年だけでなく若い世代でも同じだといわれ、米国では成人の40％が肥満であるといわれます。

また『サイエンス』関連誌では、肥満で新型コロナウイルス感染症が関連する理由として、次の３つを挙げています【８】。

第１は、脂肪細胞の増加です。肥満は腹部の内臓の周りに脂肪が蓄積しますが、これは内臓脂肪の蓄積です。腹囲が大きくなった脂肪蓄積の状態は、腹部ＣＴでその量を確認することができます。

第２は、当初のデルタ株では、肺胞の広い範囲に影響を与えることです。肺胞は酸素を取り込み、二酸化炭素を体外へ排出する生命維持の中心的な役割を占めており、肺組織全体の95％以上を占めています。肺胞は極めて多くの毛細血管から成り立っていて、正常では血液が途絶えることなく流れています。デルタ株ではコロナウイルスに感染すると、肺胞を構成する細胞が破壊され、あちらこちらで小さな血栓を作り、血液が流れなくなり、酸素の取り込みが低下します。さらに肥満があると免疫が低下しており、感染を悪化させるように働くのです。

第3は、新型コロナウイルス感染症では、内臓脂肪を構成する脂肪細胞が異常な働きをしており、有害な物質を放出します。脂肪細胞など多種の細胞が異常状態となって暴走し、「サイトカイン」と呼ばれる炎症性物質が大量に血液中で産生され、体中に運びこまれます。大量のサイトカインがばらまかれる様子は、身体の中に起こる嵐のようで、サイトカイン・ストームと呼ばれています。

◉なぜ内臓脂肪型肥満が進むのか

なぜ、現代人は太るようになってきたのでしょうか。そもそも人間は、2世紀くらい前までは、食べものを確保することが難しい飢餓をくり返し経験してきました。江戸時代だけでも4回の大飢饉が知られています。冷害、旱《かん》害、風水害、虫害、火山噴火などが原因でした。私の故郷は、金沢から車で30分余りの山麓にありますが、街の墓地には安政の飢饉の供養塔が立っています。いまから170年くらい前の話です。つねに飢饉に備えるためには、食べ物が手に入ったときに非常用カロリー供給源として自分の体内にため込んでおくことができれば便利です。それがお腹に溜まった脂肪組織、すなわち内臓脂肪だといわれます。

一転して飽食の現代では、脂肪をストックなど全くする必要がないのに、身体構造の記憶、すなわち遺伝子は昔のままなのでため込んでしまうのです。つまり、先祖から受け継いでいる遺伝子に記憶されているのです。これは、いまでもときどき報道される、地下に埋まった不発弾のようなものです。どちらも有害な物質を内蔵しているので、よけいに始末に負えません。内臓脂肪こそが体内に蓄積した不発弾です。

この有害な脂肪組織が新型コロナウイルスをも呼び寄せる、というわけです。

肥満が感染リスクを高めるということであれば、短期間では容易に解決できない難しい問題を個人個人が抱えているということになります。

肥満気味であった英国のジョンソン首相（当時）がコロナに罹患し、退院後は国民に肥満予防を勧めました。しかし、その後は経済回復を促進するという理由から、Go Toイートを勧めていました。ＥＵ離脱では一歩も譲らない彼をしても、コロナには翻弄されていました。

中高年に多い心血管疾患、ＣＯＰＤなどの呼吸器疾患、糖尿病に加えて肥満があれば、新型コロナウイルス感染のリスクがさらに高くなります。最重症のコロナで集中治療室に入院した中年世代では、肥満がもとで起こしているメタボリック症候群が災いしています。すなわち肥満の人は、血糖値が高く、コレステロールなど血液中の脂肪値が高く、高血圧がある場合が多く、この人たちが新型コロナウイルス感染で重症となる可能性が指摘されています。共通していえることは、「肥満」が一つの慢性の病気であるということです。

Column

コーヒーと日常生活

食生活と病気の関わりは肥満だけではなく、さまざまな病気の発症や予防に関わっています。私が診ている患者さんの中に、サプリメントを愛用している人が多くいます。時々、効果があるかどうかについて意見を求められることがあります。多くの治験結果を経て使われている薬と違って、サプリメントはデータの根拠がはっきりしないものがあり、実際はコメントのしようがありません。医療費よりもはるかに高額を支払っている人も多く、効果は気になることでしょう。

その中で、コーヒーの功罪を論じた論文が相次いで有名医学雑誌に発表されました【9、10】。

コーヒーと紅茶は何百年もの間、覚醒作用や、仕事の生産性や効率性を高めるためにも愛用され、文化的伝統と社会生活の重要な一部となっています。

コーヒーと紅茶は世界中でもっとも人気のある飲料です。相当量のカフェインを含んでおり、そのカフェインはもっとも広く消費されている向精神薬としても知られています。さまざまな植物の種子、果物、葉にはカフェインが含まれています。コーヒーやお茶の他に、カカオ豆（チョコレートの成分）、マテ茶葉（ハーブティーの製造に使用）、ガラナ果実（さまざまな飲料やサプリメントに使用）などがあります。カフェインは化学的に合成でき、ソフトドリンク、エナジードリンクなどの飲料や食品、および疲労軽減のために市販されている錠剤や鎮痛剤にまで添加されています。さらにカフェインは広く、乳児の未熟児無呼吸の治療のためにも使用されています。ただし、大人の無呼吸には無効です。念のため。

米国のデータでは、実際、1日3〜5杯の標準的なコーヒーの消費は、様々なデータではいくつかの慢性疾患のリスクを低下させる効果があるとしていました。

カフェインは日常生活に大きく入り込んでいる医薬品の一つですが、他方で現代人はカフェインを摂りすぎているという批判もあります。このうち最近の論文【10】では、一日一杯以上のコーヒーが心室性不整脈を起こしやすくすること、したがって心不全が悪化する可能性があることや、睡眠不足となりやすいことがある反面、一日の歩数増加となるような活動的な生活になりやすいことを示しています。嗜好品ですが、欠点を理解した上で日常の楽しみとすべきでしょう。

Column

養生とは何か

生命を養うこと、健康の増進をはかること、衛生を守ることは古く「養生」と呼ばれました。「養」という文字には、生命を養って長生をはかるという意味があります。また、羊のように美味しいものという意味もあることから、養生とは、美味しいものを食べ、生命を保ち充実した生活を送るという意味にもなります。

「養生」という言葉をタイトルに挙げた書物は多数ありますが、貝原益軒《かいばらえきけん》の『養生訓』がよく知られています。貝原益軒（1630〜1714年）は、東洋のアリストテレスと評されるほど博学でした。84歳で没しましたが、身をもって体験した効果を語り「今八十三歳にいたりて、猶、夜細字をかき、よみ、歯牙固くして一つも落ちず。目と歯に病ひなし」と述べています。

養生訓は八巻よりなり、うち、第三巻、第四巻を飲食にあてています。つまり、飲むもの、食べるもの、飲み方、食べ方についての養生を説いています。益軒が特に力をこめて教えようとしたのは食事の分量で、少量主義をとっていました。

養生訓では、飲茶の覚醒作用が記載されており、どういう訳か、飲茶の項はタバコとセットの記載になっています。嗜好品という共通性があるためでしょう。タバコは毒性があり、眩暈《めまい》で倒れることがあり、火災の心配もあり、習慣性があり止められなくなると書かれています。

「養生」の根底となる考え方は、人間の成長と生活についての自然を研究し、その法則にしたがい、そして、それを助け育てることであると結論しています。養生のもっとも大切な点をひとことで言えば「心を平静に保って、体をたえず動かす」ことであるといいます。適度の労働、適度の運動は養生法の大切な方法としています。

益軒は医師ではなく、どちらかといえば南方熊楠《みなかたくまぐす》のような博物学者であって、大衆啓蒙に力を注いだ人です。いわば現代の医療評論家という立場だと思えます。『養生訓』は83歳の頃に発表されています。高齢になった自分が、患者目線でどのような医療に期待するかといった記述もあります。どのような医師を選ぶべきかという患者向けのアドバイスに加え、医師はどのようにして研鑽を積むべきかと、医師向けの助言もしています。医師は日常、新しい情報にふれ、それを実地診療にどのように役立てるべきかという記載は、いまの私にも大いに参考となります。

5.「弱者」としての慢性疾患患者

病気の人は、周囲の人に迷惑を掛けていると心配することはありません。
人生はいかに迷惑を掛け合うかです。
人間ってそういうものです。（瀬戸内寂聴の名言より）

人口に占める高齢者の割合は、急速に増加しています。高齢者や基礎疾患をもっている人は、新型コロナウイルス感染症のリスクが高いとくり返し呼びかけられてきた「弱者」です。基礎疾患と慢性疾患は、社会的弱者という点では重なる点が多くあります。慢性疾患の起こり方は多様です。なかには感染症が原因の場合もあります。若い世代の慢性疾患は、病気が元でふつうの生活が難しくなることと、早死にさせてしまうことが問題です。弱者を社会全体で支える仕組みが「公助」です。コロナ禍は、さまざまな医療体制の見直しが急務であることを教えてくれました。

◉慢性疾患と基礎疾患の関係

慢性疾患と呼ぶことはあっても、「基礎疾患」という言い方は臨床医にはなじみの少ない呼び方です。しかし、コロナ禍で基礎疾患をもつ人は注意、と繰り返しいわれるようになり、広く知られるようになりました。

基礎疾患という呼び名がさらに注意を集めたのは、新型コロナウイルス感染症のワクチンが実際に使われた時でしょう。平成21（２００９）年には厚生労働省から、「新型インフルエンザの優先接種の対象者となる基礎疾患の基準」と題する手引書が公開されました。数量が限られているワクチンでは、優先順位が決められるのはやむを得ません。基礎疾患とは次のように分類されていて、慢性疾患を含む広いものであることがわかります。

1	慢性呼吸器疾患	2	慢性心疾患	3	慢性腎疾患
4	慢性肝疾患	5	神経疾患・神経筋疾患	6	血液疾患
7	糖尿病	8	疾患や治療にともなう免疫抑制状態	9	小児科領域の慢性疾患

慢性呼吸器疾患には、喘息、ＣＯＰＤ（慢性閉塞性肺疾患）のほか、陳旧性（以前に結核にかかり、いまは治っている）結核、非結核性抗酸菌症、気管支拡張症、びまん性汎細気管支炎、間質性肺炎、塵肺などのほか、過去1年間で誤嚥性肺炎の既往のある人も入っています。私たち呼吸器専門医が、普段診察している患者さんのほぼ全てが含まれます。

◉公助と医療

病気は個人に起こるものなので「自助」はもちろん必要ですが、それに加えて身内や近所の人たちの「共助」だけだと、とても困難であることは明らかです。「公助」が必要なのですが、コロナ禍で明らかになったように、何かが起きると弱者が犠牲となってしまいがちです。その顕著な例が米国です。移民や貧しい人、高齢者の犠牲が多いのです。わが国でも、都心部の医療は強くても地方のそれは脆弱です。対策で地域差が大きいことは、コロナ禍で毎日報告されている数字をみれば歴然です。国民の生命と安全を守る、という言葉がいまほどむなしく響くことはありません。健康の維持に対してどれほどの見識をもっているかが、ふだんよりも非常時のいま、改めて露見しているような気がするのは私だけではないでしょう。

２０２０年に、「自助、共助、公助」という言葉が当時の首相の口から優先順位として述べられたときには、正直、驚きました。この言葉は、災害時の対応の順序を示す言葉として用いられてきましたが、平時に政治家がもち出す言葉とは思えませんでした。折りもおり、コロナ禍の中での発言でした。

◉慢性疾患と貧困

慢性疾患の治療方針で診る側にとってもっとも大切なことは、全体像をうまくつかむということです。慢性疾患の治療ではもっとも難しい課題です。高齢で慢性疾患をもつ人の全体像を把握する手法は、いくつかあります。病気が原因で働けなくなった時にその損失の大きさはどの程度になるのだろうか、という比較できる指標があれば便利です。

障害、不自由さという点で比較することは難しいのですが、がんに対する抗がん剤や放射線治療の効果は、生存率という数字で比較されることが多いようです。慢性疾患の治療では、生存率を比較するだけでは意味をなしません。慢性疾患をもつことによる損失は個人だけの問題ではなく、元気で働く人を失うという社会全体の損失です。政策の目標を決めるときには数値化が必要です。「障害による健康寿命の損失」を数値化したのがＤＡＬＹ（Disability-adjusted life year：障害調整生存年）です。重い生活障害を長期間もたらす場合の指標として、ＷＨＯより提案されました。

慢性疾患の特徴は、病気をもつことにより不自由な生活に追い込まれたり、病気により命が短くなったりすることです。つまり社会的な弱者に追い込まれてしまうのです。

以前、長年児童の福祉関係の仕事についていた人の話を聞いたことがあります。いま日本の社会では、いったん転落して社会の外に出るような貧困に追い込まれると、その人の孫の時代になっても立ち直るのは容易ではないというのです。十分な教育を受けられない、健康を守る知識や情報も十分ではない、その環境で育てられた子どもが、親になり子どもを育てるようになってもなおそれらは不十分で、その影響は孫にまで及ぶというのです。健康の維持は、その根幹です。

ＤＡＬＹ（障害調整生存年）はＹＬＬ（損失生存年数）＋ＹＬＤ（障害生存年数）で表されます。ＹＬＬとは、死亡が早まることによって失われた年数であり、ＹＬＤとは、健康状態に生じた障害によって失われた年数を示します。ＤＡＬＹは、障害をもちつつ暮らした時間（疾病により損なわれる健康・生活機能）と、死亡が早まることで失われた時間（疾病により失われる命）を一つの指標に統合したものです。

例えば、低、中所得国で暮らす人の中で慢性疾患をもつ人たちが、先進国で同じ病気をもつ人たちと比べてどのような差異があるのか、数値化して比較できる便利さがあります。これによれば、慢性疾患によるＤＡＬＹは貧困と密接に関係します。

6. 慢性疾患の始まり

老いは忘るべし、また老いは忘るべからず（中川善之助、民法学者）

慢性疾患は小児にもありますが、大多数は高齢者で、老化という現象が深く関わっています。生体の分子レベルの変化が細胞の老化を起こし、これが各臓器の老化を起こすからです。老化と病気は区別されますが、両者は不可分の関係にあります。老化の過程に慢性疾患がまとわりついた状態で身体の問題が生じ、これは自分だけでなく、家族、ついで社会へと問題点がつながりながら影響は広がっていくのです。高齢者を診る立場では、病気を診るだけでは不足で、その人の全体を見る目が必要になります。そのためには、診る人と診られる人は互いに理解し合えることが大事です。

◉生きることは老年に向かうこと

人間は、生まれた時から死に向かって歩き続けている、と言った人がいます。生命という現象だけをみれば、発達、成長から成熟し、やがて老化を経て死に至ることは、生命をもつ生物体に共通の現象といえます。しかしその長さは、短命の象徴として例えられるカゲロウから、ゾウガメのように平均１００歳を超えるものまでさまざまです。さらにいえば、縄文杉のように３０００年を超える生命まであるのです。

人生１００年といわれる時代になってきましたが、65歳を境目としても、その約３分の１は老年期として過ごすことになります。老年期を無事に過ごすためには、慢性の病気とうまく付き合うということになるのですが、この付き合い方こそ実に難しいのです。診る側の医師にとっても、成人期

【表３】慢性疾患、基礎疾患、生活習慣病の考え方

慢性疾患	長期にわたり、ゆっくりと進行する疾患。数年〜数十年の長期にわたり継続的な管理を必要とする。
基礎疾患＊	厚生労働省が示す病気や状態。基礎疾患を有する人とは、慢性の呼吸器・心疾患（高血圧を含む）、腎臓病、肝硬変などの肝臓病、睡眠時無呼吸症候群、重い精神疾患を有する人のこと。
生活習慣病＊＊	食事や運動、休養、喫煙、飲酒などの生活習慣が深く関与し、それらが発症の要因となる疾患の総称。日本人の死因の上位を占める、がんや心臓病、脳卒中は、生活習慣病に含まれる。

＊：名称は主に行政的な立場での疾患分類として用いられる。

＊＊：悪しき生活習慣による個人的な責任というようなイメージがあるが、近年、発育段階や遺伝的影響が大きいことが判明している。

と老年期では問題点が異なっています。

◉慢性疾患はいつ始まるか

慢性疾患は成人になって急に起こるのではなく、始まりが小児期にあるのではないかという説は古くからありました。

低体重で生まれた子どもは、成長すると肥満になることが多いといわれます。その結果、慢性疾患が多くなります。喫煙している妊婦の子どもは低体重で生まれることが多く、成長後は同様に肥満となりやすいことが知られています。妊娠中の母親の不摂生が原因で、子どもが成人になってから慢性疾患を背負うことになるのです。人間でいえば2歳までが問題であるといわれますが、なぜ、この時期が問題かは現在のところわかっていません。

米国で具体的な問題となっているのは、ベビーブーム世代には肥満が多いということです、これはこの世代の2歳ころまでが戦争直後であったことと関連しているといいます。同じ時期の日本は敗戦国だったこともあり、状況は比較できないほど劣悪でした。この世代がいま65歳を超えていますが、同様に肥満が問題になっています。日本人で慢性病をもつ人がさらに増えると予想される理由です。

◉胎児から慢性疾患が始まっている？

米国の栄養学の研究者、ショーン・ベイカーの発言はさらに過激です。彼は、慢性疾患は胎児の頃に始まるという主張を、30年近く続けています。当初は荒唐無稽と言われていましたが、最近になり、その説を支持する研究が出てきて、にわかに注目されるようになりました。統計的な結果を積み上げてきて、次第に認めざるを得なくなってきたということです。

私も、高齢者に多いＣＯＰＤ（慢性閉塞性肺疾患）では、胎児の頃にすでにその成因があると考える立場です。同じように考えるベイカーの説を支持します。

ベイカーは、妊娠直後から生まれ成長していく１０００日間が慢性病の予防という点で重要であるといいます。これはベイカーの千日説として彼を有名にしました【11】。

ベイカーは、低体重で生まれた子どもが慢性病にかかりやすい３つの理由を挙げます。第1は、重要な臓器の働きが低下を起こすことです。その一つの例は、腎臓で観察されています。第2は、生まれた時に代謝やホルモンの働きが変化した状態に設定されることです。これは後述するエピゲノミクスと呼ばれる仕組みが解明されてきたことで裏付けされています。第3は、有害な生活環境に順応できない弱者となってしまうことです。

成長の過程で、人間の各臓器の働きは身体機能に対する重要さや貢献度が異なることも理由にしています。具体的には、胎児の段階ですでに心臓は鼓動を開始しており、成人になって行われる機能の前段階がスタートしています。超音波検査で胎児の心臓の動きを見ることができます。他方、脳、腎臓、肺は、生まれてからそれぞれの機能を発揮する臓器です。例えば、胎児の肺は、成人の肺のように空気を吸って酸素を取り込み、二酸化炭素を外に排出する働きを行っているわけではありません。脳も自分で考えるという働きがスタートしているわけではありません。しかし、これらの脳、腎臓、肺などの臓器が特に慢性病を起こしやすいのだ、と説いています。心臓にも慢性病が起こることはよく知られていますので、ややこじつけ感がないわけではありませんが。

将来、慢性疾患を発生させる原因は2つあります。その一つは、胎児と母体が胎盤で結ばれているという構造にあります。二つ目は乳幼児期の発育状態です。両方とも重要な慢性病が発症したり老化に対し影響する因子であることがわかってきています。「小さく生んで大きく育てる」は明らかに間違っているのです。日本では戦後のベビーブーム時に生まれた世代は混乱期に低体重で生まれ、食べるものに不自由していた時期に育ちました。この人たちが慢性病にかかるリスクが高いのです。また近年育っている子どもたちは肥満が多く、この子たちも将来、危なくなる可能性が高いといわれます。

人間は他の生きものと同じで、発育成長期では可塑性《かそ》、つまり順応能力が高く、体の構造や機能に影響を受けやすいといわれます。「胎児の体内プログラミング」という言葉があります。50年以上前から知られていることですが、動物実験では妊娠前や妊娠中の母親の食事内容を少し変更しただけで、生まれてくる仔に生理学的、代謝的にみて永続的な変化が生ずるといわれます。発育成長期の低栄養状態やその他の有害な影響は、遺伝子の発現を永続的に変化させます。その結果、成長の遅延があったり、体重増加がゆっくりとなったりすることになります。これが慢性疾患を起こす機序であるといわれてきました。

さらに2022年秋、米国カリフォルニア大学バークレー校の研究者たちが米国科学アカデミー紀要に発表した研究論文は、さらに過激にベイカー説を支持しています【12】。それは、胎児の間に母親が高度に社会生活の影響を受けると、生後まもなくだけでなく晩年になって発生するうつ傾向にまで影響している、というものです。

この研究は、米国で大恐慌が起こっていた１９３０年代に生まれた計５８８人が75歳から84歳に達したときに、あらかじめ検査してあった各種のＤＮＡデータから６項目のエピゲノム（※）の老化指標を選び、これと彼らが胎児だったときの母親の賃金との関係を、大恐慌の前後に生まれた集団と比較しています。大恐慌の１９２９年から１９３３年にかけて実質生産は25％以上縮小し、給料は33％下落、失業率は25％に達しました。この間に生まれた人たちをフォローアップしたわけです。対照群は、大恐慌とは無関係に生まれた約８０００人です。

妊娠中に母親が経験した高度の心労は、生まれた子どもが老後になってうつ傾向になるほどの影響を与えるというものです。出産時には経済的サポートのみならず、いろいろな意味での安心感が重要であり、妊娠初期にさかのぼって考慮されるべきでしょう。将来、国を支えてくれる人たちへの先行投資と考えれば安いものです。

（※）遺伝子はＤＮＡの塩基配列によりコード化（暗号化）された遺伝情報です。二重らせん構造からなるＤＮＡはさらに染色体を形作っています。細胞内のゲノムと呼ばれるＤＮＡ全体の中で、ＤＮＡそのものは変化させないが遺伝子の活動を制御するような働きをエピゲノムと呼び、近年、特に研究が進んでいます。

◉慢性疾患と代償発育の関係

動物実験として、低体重で生まれるようにしたマウスやラットで、低体重であっても乳を十分飲めるような状態で飼うと仔の体は急速に体重が増えて、正常で生まれた仔の平均値に近づいていきます。これは「代償発育」または追い上げ（catch-up）と呼ばれています。例えば、欧米ではクリスマスのパーティで七面鳥を食べる習慣があります。太った七面鳥が必要となるので無理に大量の餌を与えます。その成長は急速に進みますが、免疫能力が低下して感染を起こしやすくなり、死亡することが多くあるといわれます。また、サケを冷たい水槽で最初に飼っておき、その後、通常の水温の水槽に戻してやると急速に成長します。しかし短命で終わります。

このような「代償発育」が人にも見られることは、フィンランドのヘルシンキで行われた研究で判明しています【13】。この研究は、1924～1944年の20年間に生まれた男女2万人を対象としたものです。成長に合わせて身長や体重を追跡調査したのですが、就学したときに身長が高かった男児は、身長の小さな男児と比べるとその後、成人になってから5年間長生きしました。ところがその中で、生まれた時の身長予測と7歳の就学時での身長を比較したときに、急速に身長が伸びた「代償発育」の子どもたちは、成人後に比較すると6年間短命だったのです。

生まれた時の体重は、胎盤を介して母親からどのくらい十分な栄養を受けとったかにより決まります。胎児が必要とする栄養が補給され、それに応じて育っていくのですが、この胎児の栄養の要求度は、妊娠後期で特に顕著です。その変化は、妊娠早期の環境と遺伝子により決まるといわれます。実験動物ではこれがはっきりと証明されています。

【図1】はベイカーのいう胎児、乳幼児にとって大切な千日説を図示したものです。大切なことは、胎児は母親の食事から直接的に栄養をもらっているのではないということです。もしそうであれば、胎児は母親のその時々の嗜好に影響されることになり、時には危険にさらされることもありそうです。胎児は、母親が溜め込んだ栄養分、母親の体の組織がもつタンパクと脂肪をもらって生活しています。したがって、母の身体の構成分の影響を受けます。すなわち、母親のそれまでの栄養状態を強く反映して育つことになります。母親は祖母から影響を受け、結局、祖母は孫たちに強い影響力を残すことになるのです。

人間や動物の身体は脳や心臓、肺などの

【図１】祖母から100年を経て孫に伝わる栄養の流れ

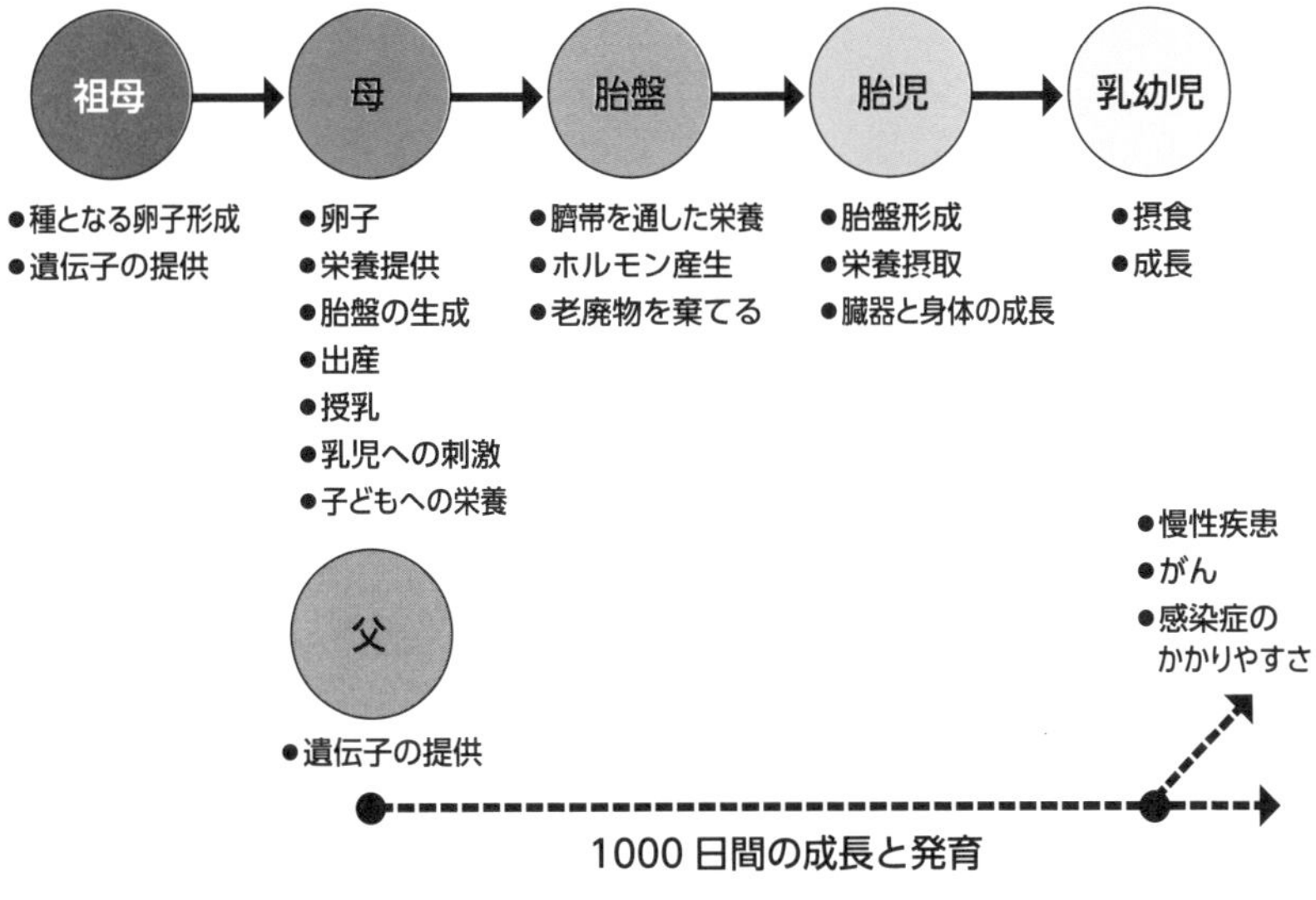

【Barker SK. Ann Hum Biol 2021; 39:335-341 より翻訳、修正】

臓器からできており、臓器どうしが血液の成分や神経などに互いに複雑な連絡を取り合って機能を保っています。各臓器は細胞、血管、細胞の間を埋める物質などから成り立っています。人間では細胞の総数は約38兆個といわれており、それぞれの細胞がミトコンドリアと呼ばれる細胞内小器官をもっています。肝臓、腎臓、筋肉、脳など代謝が活発な細胞には1個の細胞に300～400個のミトコンドリアが存在し、1個の細胞容積の約40％を占めています。ミトコンドリアの主な働きは、電子伝達系と呼ばれる複雑な働きなどを利用して、細胞の機能を維持するためのエネルギー産生源、すなわち細胞の中の発電所のような働きをすることです。ミトコンドリアは、細胞がもっている細胞核とは別個に独自のDNAをもっています（ミトコンドリアDNA）。細胞の核にあるDNAは両親から均等に遺伝します。ところが、ミトコンドリアDNAは、母親からしか遺伝しないと考えられています。理由は、受精が起こると精子に含まれるミトコンドリアDNAは削除されてしまうからです（この理由は解明されていません）。卵子のDNAだけが引き継がれることになります。このようにミトコンドリアのDNAが母方から娘へと伝わることが判明したことも、ベイカーの説の傍証となりました。

◉慢性疾患の予防（身体の可塑性を利用した病気予防の可能性）

発育成長期の可塑性を示すモデルの一つに、汗腺の発達があります【14】。生まれた時、全ての人間は同じ数の汗腺をもっているのですが、どれも作用は果たしていません。生後3歳までに子どもが住んでいる環境に合わせて、大部分の汗腺にその働きが始まります。この時期に暑いところで生活すると多数の汗腺が働きをもつようにプログラムされるのです。３歳以降になると、この過程が完成し、汗腺の数は一定となります。３歳までに暑い環境で暮らしていた子どもは成人になっても暑い環境にうまく順応できるようになります。つまり、汗腺が作用して体温を早く下げてくれるようになるのです。

可塑性とは、まだ体のシステムが不安定で環境変化に敏感に反応する時期があるということです。成長するとこの可塑性が失われ、身体の働きが一定となります。胎児では、多くの臓器にこのような不安定な時期が存在するのです。

例えば腎臓は、胎児年齢の34週齢頃がこの時期に相当し、ネフロンと呼ばれる構造に含まれる酵素量が一定となります。その結果、成人がもつネフロンの数には3倍の開きができます。人間の成長期におけるこの可塑性という現象は、極めて重要であることがわかります。このことは、人間がどのような環境で暮らすようになろうとも、うまく順応していけるような体に変化することができるという点で便利です。不安定な時期の大部分は短く、しかも臓器ごとに異なっています。現象の大部分は胎児の時に起こります。

私たちは酸素を肺から取り入れ、二酸化炭素を吐き出しています。これは肺胞という構造で行われるのですが、肺胞は生まれた時には約６０００万個あります。成人の肺胞数は平均約３億個ですが、２歳までに大人の数の９割に達し、その後も数はゆっくり増えていき思春期の終わりになってようやく完成します。肺は成長がとまるのが遅い臓器です。マラソンなどで最大の運動能力に個人差がみられる理由の一つは、肺の構造そのものに個体差があることです。おそらく心臓血管系の個体差も影響していることでしょう。

脳、肝臓、免疫組織も、生まれた後にまで可塑性を残しています。

この可塑性を利用して、将来、病気が発症しないようにしていく作戦こそが、慢性疾患の予防になります。予防は、生まれる前から始めなければなりません。

◉老いに向かう

「老いは忘るべし、また老いは忘るべからず」。この言葉は、私の書架に飾ってある色紙で、長く京都大学で民法を研究された中川善之助先生の揮毫《きごう》によるものです。晩年には金沢大学の学長をされていました。親交があった義父に書いていただいたものを、私が譲り受けました。もらったときには真っ白な色紙でしたが、30年以上経って、すっかりくすんだ色になっています。

当時、私は、板橋区にある東京都老人医療センター（現＝東京都健康長寿医療センター）の呼吸器内科に勤務していました。同センターは、美濃部都知事の２期目のとき、将来の高齢化社会に向けた先行研究と医療の充実という目標で研究所を併設し、建設されました。この施設は、生活困窮者救済事業として渋沢栄一（１８４０～１９３１年）が開設した養育院の付属施設でした。渋沢は亡くなる１９３１年まで養育院の院長を務め、構内にはいまも銅像があります。養育院は２０２３年、創立１５０周年を迎え、現在の病院もまた開院50周年を迎えました。

同センターに私は26年間近く勤務し、平均年齢83歳の患者さんたちの呼吸器疾患を中心に診ていました。そのうちの2年半あまりはカナダで、肺の成長、発達という、その頃はほとんど未知の領域の研究にたずさわりました。この経験から、高齢者の疾患と成長期の関連は私の生涯のテーマの一つとなりました。

私は世界の全ての国の全ての人が、老いてもなお健康な生活を送るべきだと考えます。高齢者人口が急増して、医療費がかさむようになり大きな社会問題となってきていますが、医療面だけをみて高齢者だけの問題として短期的に解決しようと考えても、問題点を先送りするだけに過ぎません。ここ2、3年間のコロナ禍では全世代が翻弄されました。21世紀の初頭に全世界の人たちが経験したこの出来事は、教訓として、私たち医療者の立場でも正確に次世代に伝えていかなければなりません。同じように、いまの慢性疾患をめぐる問題は将来、全世代の慢性疾患対策にも生かされなければならないのです。

7. 慢性疾患と共存する時代をどう暮らすか

「日本内科学会は、進展する超高齢社会の医療を支えるため、一人ひとりの生活の質に配慮し、全身を診る、臓器横断的な診断治療を行える内科医の育成に努めます」

一般社団法人日本内科学会は、２０１７年３月に超高齢社会で果たすべき日本内科学会の役割と責務として、このように宣言しました。

◉高齢者の慢性疾患の重なりを医療者として考える

慢性疾患の特徴の一つは、病気に重なりが多いことです。慢性疾患は、幼少時を含め全ての年代で起こる可能性がありますが、圧倒的に高齢者が罹患率を占めています。**2章**でも示すようにCOPDはその代表ですが、肺の病変に加えて心血管病変、がんなどの慢性の疾患群が加わって多重疾患となります。その結果、治療は複雑になり、治療効果の判断が難しくなります。

高齢者の多重疾患は、多種の投薬が同時に行われることになり、ときには相互に悪影響を及ぼします。薬の選択肢は複雑になりその組み合わせも難しくなります。多種の薬剤投与は副作用が心配されるだけでなく、並行して必要な検査も多くなるので、どうしても医療費が高くなります。

慢性疾患の治療では、長い経過で何が患者さんを困らせ最終的に死に追いやるのかの見極めが重要です。治療は複数科にまたがり、治療方針は複雑になります。その患者さんの生活環境、人生観、経済力、家族の支援体制などにもとづく高度の判断を必要とすることが多くあります。高齢者医療のあり方はまだ模索の段階ですが、大切なことは一人ひとりの患者さんに対し、治療の方向を決める船頭、つまり、かかりつけ医が必要だということです。呉越同舟で目指す方向がその都度変わるような医療では、安全性も快適性も失われます。

慢性疾患は、安定した状態から急に悪化することがあり、悪化する場合には、複数の病気が同時に悪化し、しかも重症化するという特徴があります。多くの患者さんには呼吸器系の慢性疾患との重なりが見られますが、人によって症状も処方も違います。

このため診る側の課題は、つねに全体像を診る、長い尺度で診るということですが、短い尺度で急な変化を見落とさないという工夫も求められます。高齢者の医療では終末期のあり方だけがクローズアップされていますが、その前の長い期間の医療もまた、重要視されなければなりません。

◉高齢者の「崖っぷち理論」と老化を考える

「崖っぷち理論（Family of precipices）」とは、身体が備えている、元に戻ろうとする回復能力が限界を超えてしまうことを意味しています。老化にともない、病気に対して次第に脆弱になっていくことです。この終点は「絶壁」であり、虚弱《フレイル》と呼ばれる状態です。ここでいう「絶壁」とは、死亡、心停止、入院、または錯乱や失禁などの老化にともない生じる症状を指します。加齢とともに、個人が本来もっている蓄え（体力など）を呼び起こすことによって一定の状態に戻ることができる領域、そういった振れ幅が狭くなっていくことを老化現象というのです。

「崖っぷち理論（Family of precipices）」の概念は、高齢者の病気における症状の変化を理解するのに役立ちます。例えば、妄想や幻覚などで知られる「せん妄」は、高齢者が急病で入院したときにしばしば認められる現象です。尿路感染症、消化管出血、または心筋梗塞など、異なる病気で入院していても、（せん妄の）同じ症状が現れることがあります。夜中に目が覚めたとき、自分の状況がわからず混乱し、叫んだり、徘徊したり、トイレと間違え思わぬところで用をたしたりする症状で、高齢者の脳が環境との間で維持している認識が突然断ち切られたときに、ついていけなくなる状態でもあります。

神経伝達物質のカテコールアミンと炎症が関与している可能性が指摘されています【15】。

◉「成功した老化」を目指して

「崖っぷち理論」の対極にあるのが「成功した老化」です。「成功した老化」とは、慢性疾患がなく、高齢になっても肉体的にも認知的にも機能し続ける高齢者のことです。高齢者の健康度をさす言葉にはさらに、「本質的に健康」と「非常に健康」があります。「本質的に健康」は、急性疾患がなく、最近のがんの病歴がなく、高血圧などの慢性疾患が十分に管理されている人を指します。「非常に健康」は、投薬を受けておらず、慢性疾患もなく、正常血圧で、体重も正常な高齢者を指します。

米国で77歳から102歳までの1677人の参加者の心血管系の健康状態を14年間追跡調査した研究【16】があります。全ての参加者は時間の経過とともに機能の低下はあるものの、53%は器質的に無傷で正常のままといえる状態でした。そのグループでは、研究開始時の健康プロファイルが高い方が、日常生活のレベルが高い傾向がみられました。心血管疾患と高血圧は、認知障害と身体障害の両方のリスク因子でした。

英国の公務員約6000人を17年間追跡した別の縦断的研究【17】では、追跡調査時に男性の12・8%と女性の14・6%が「成功した老化」者でした。「成功した老化」にもっとも強く関連する要因は、中年期の社会経済的地位でした。受けてきた教育レベル、収入、同居者など、社会および経済学的な条件を一定にして比較すると、禁煙、食事、運動、適度なアルコール摂取、および仕事上の適切なサポートがあることが、健康的な老化に関係した因子とされました。つまり、これらの因子に反する生活は「成功した老化」ではなく、「崖っぷち」に導く要因となりうる、ということになります。

長寿と環境、遺伝の関係についてはどうでしょうか。環境要因は、その人がもつ遺伝的な背景と相互作用する可能性があります。例えばイタリアでは、１００歳以上の女性と男性の比率は地域によってばらつきがあります。地中海の中央部に位置するサルデーニャ島では2対1、北イタリアでは7対1と幅があり、遺伝子と環境の相互作用が示唆されています【18】。また、「沖縄の人たちの生活から何を学ぶか」というタイトルの論文【19】では、「沖縄は、世界でもっとも１００歳以上の高齢者が集中していた時期があります。そこでの寿命は、マウスやラットでは食事により寿命が50％延びた結果と同様に、『最適な栄養によるカロリー制限』の食事に起因するとされています。女性の極端な長寿は、男性の寿命よりも遺伝への依存度が低く、より健康的なライフスタイルとより好ましい環境条件に関連しているのです」と述べられています。

◉老化と慢性疾患発症の関係

老化に関連して慢性病がどのように発症するかを簡単にまとめると、【図2】のようになります。

老化に関わる生物学的な特徴は詳細にわかってきました。分子レベルの変化に、慢性に進行する「炎症性変化」、さらに「加齢変化」が加わっていきます。これら共通変化に加え、それぞれの病気の発症に至る各臓器に特有の変化が加わり、さまざまな臓器に病気を起こします。その病気のほとんどが慢性疾患として知られている病気です。

炎症とは、元々は皮膚が紅く腫れたり、痛みがあるというような病変を指しました。現在では、生体の恒常性を正常に維持する細胞や遺伝子情報を含む広い範囲の生体防御機能の一つとして考えられています。

【図2】高齢化と慢性疾患の関係

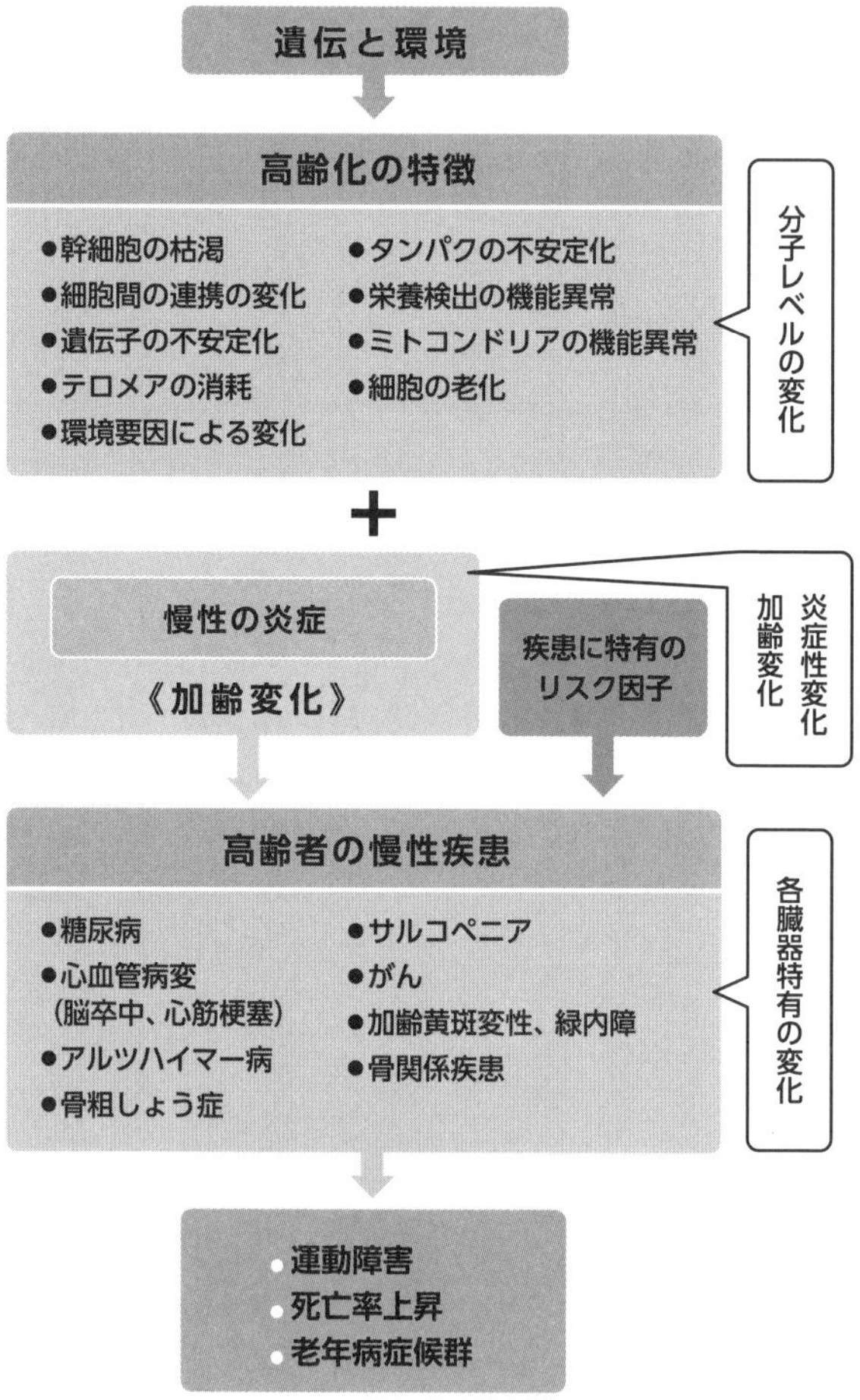

【Nature.2019:571:183-192 を翻訳、修正】

【参考文献】

【1】中村 元『日本人の思惟方法』春秋社、２０１２年

【2】Chronic Disease: In the Twentieth Century. A History, by George Weisz, Johns Hopkins University Press' Baltimore, 2014.

【3】Chronic illness and aging in China. Ed. by Colette Joy Browning, Share Andrew, Thomas Zequi, Anna Cheygman and Shou Liu. Published in: Frontiers in Public Health 2020; Vol. 8.

【4】Population ageing in China: crisis or opportunity? Lancet, 2020; 400：1821.

【5】Sharma SK. et al. Seasonal variation and sources of carbonaceous species and elements in PM2.5 and PM10 over the eastern Himalaya. Environ Sci Pollute Res Int 2021; 28: 51642.

【6】Singh N. et al. Review: occupational and environmental lung disease. Curr Opin Pulm Med 2002; 8: 117.

【7】Lloyd-Jones DM. et al. Status of cardiovascular health in US adults and children using the American Heart Association's new "Life's Essential 8" metrics: prevalence estimates from the National Health and Nutrition Examination Survey (NHANES). Circulation 2022; 146: 822.

【8】Martínez-Colón1, GJ. et al. SARS-CoV-2 infection drives an inflammatory response in human adipose tissue through infection of adipocytes and macrophages. Science Transl Med 2022; 14: 1.

【9】van Dam RM. et al. Coffee, caffeine, and health. N Engl J Med 2020; 383: 369.

【10】Marcus GM. et al. Acute effects of coffee consumption on health among ambulatory adults. N Engl J Med 2023; 388: 1092.

【11】Barker SK. 1000 days of good nutrition: In the United States or abroad, it is about equality, evidence, and leadership. AJPH Opinions, Ideas & Practice. 2022; 112: S776.

【12】Schmitz LL. et al. In utero exposure to the great depression is reflected in late-life epigenetic aging signatures. Pro Natl Acad Sci USA. 2022; 119: e2208530119.

【13】DJP Barker, et al. Fetal origins of adult disease: strength of effects and biological basis International Journal of Epidemiology, Volume 31, Issue 6, December 2002, Pages 1235 –1239

【14】Cui CY. et al. Eccrine sweat gland development and sweat secretion. Exp Dermatol. 2015; 24: 644.

【15】Gao Q et al. Sepsis-Associated Encephalopathy and Blood-Brain Barrier Dysfunction. Inflammation. 2021;44: 2143.

【16】Newman AB. et al. Long-term function in an older cohort-the cardiovascular health study all stars study. J Am Geriatr Soc 2009; 57: 432.

【17】Britton A. et al. Successful aging: the contribution of early-life and midlife risk factors. J Am Geriatr Soc 2008; 56: 1098.

【18】Caselli G. et al. Beyond one hundred: A cohort analysis of Italian centenarians and Semisupercentenarians. J Gerontol B Psychol Sci Soc Sci. 2020; 75: 591.

【19】Willcox DC. et al. Caloric restriction and human longevity: what can we learn from the Okinawans? Biogerontology 2006; 7: 173.

【第2章】

高齢者の慢性呼吸器疾患をどう考えるか

1. 慢性呼吸器疾患が起こす問題点

圧倒的に高齢者に多い慢性の呼吸器の病気について考えるとき、私たちは、健常者であっても加齢によって誰にでも起こりうる変化、すなわち「老化」と「病気」の分岐点を考えていく必要があります。しかし、たとえ20歳のときより機能は低下しても、80歳としての健常な生活は可能です。

息切れがあったとしても、その年齢としてほぼ快適な日常の生活が可能であれば、薬を使いそれ以上にすることが可能かどうかは難しい判断となることがあります。このときこそ、医師は患者さんとの詳しい対話が必要とされます。薬を使うことの利と、使わないことの不利の比較が難しいからです。近年、医療では「判断の共有（シェアード・ディシジョン）」という言葉が使われることがあります。治療を受ける側の患者さんと治療をする側の医師が必要な情報を共有することにより方針を決める、ということです。これが特に必要とされるのは高齢者の場合でしょう。

この章では、老化に関する研究における最近の考え方、高齢者に共通する健康上の問題点、そして加齢による肺の変化について説明したいと思います。

◉慢性の呼吸器疾患は日常を変える

慢性の呼吸器疾患では、息切れや咳などありふれた症状であっても、日常生活を変えてしまう影響は少なくありません。

例えば、喘息やCOPD（慢性閉塞性肺疾患）などの慢性の呼吸器疾患をもっている高齢者は、買い物で荷物を持つときの息切れで不自由さを感じ、コロナ禍中の電車内での咳こみに、自分が嫌がられている存在ではないか、と気を遣って生活しています。

さらに高齢者は、高血圧、心疾患、骨粗しょう症などの病気を一度に抱え込むことが多くあります【1】。全てが重症ではないけれども、それぞれ継続した治療や観察が必要、という人はよく見かけます。米国の調査では、高血圧やコレステロールの値が高い脂質異常症など、慢性の疾患で治療を受けている人は高齢者の6割以上というデータもあります。その多くは、比較的元気で日常生活に大きな支障は感じていないといわれます【2】。多くの高齢者が呼吸器の慢性疾患とともに他の病気も併せもった状況にありながら、普通に近い日常生活を送っているということです。

◉老化の考え方

広辞苑によれば、「老化現象」とは「老化によって体に起こるさまざまな変化」を意味しています。具体的には循環、呼吸、腎、神経、免疫などの機能が低下し、疾患にかかりやすくなること、と説明しています。「老化」と「病気」は平行してくることが多いのですが、両者は別物と区別しています。確かに両者は別物ではあるのですが、近年の研究ではその距離感が近くなりつつあります。

古くは、枯れ木が朽ちて倒れるように、消耗した組織により臓器が働かなくなる「消耗仮説」が老化の原理と考えられていました（ワイスマン、1882年）。

近代の老化学説は、ヘイフリックに始まります（１９６１年）。人の線維芽細胞の培養を続けると、ある回数だけ分裂し、やがて増え続ける現象は停止します。この現象は「ヘイフリック限界」、「複製老化」と呼ばれ、細胞老化学説が提唱されました。そして「老化」とは、人体を構成する細胞が変化していくことと判明しました。

テロメアという、細胞がもつ染色体の末端に相当する領域があります。細胞分裂が行われるごとに短縮していき、ある一定の回数に達したとき老化が始まると考えられています。頭の中で想像すると、オタマジャクシのしっぽが取れたときに細胞の老化が始まるような姿を想像します。テロメア短縮と呼ばれているこの現象と、１９８５年に短縮を調整するテロメラーゼが発見され、テロメアとテロメラーゼのこの一連の研究によってグライダー、ブラックバーンらがノーベル賞を受賞しました（２００９年）。

２０００年には、酵母菌がもつサーチュイン遺伝子であるＳＩＲ２が老化と寿命の制御に関連していることが発表されました。２０１１年には、早期に老化が進むことが知られている早老症マウスの老化細胞を選択的に排除すると、老化症状が緩和、遅延することがベイカーらによって初めて報告されました。老化を止める方法が具体化してきたのです。

「老化」と「病気」の距離は次第にせばめられています。２０１５年、カークランドらにより、老化細胞に対し、細胞死を誘導するような治療薬「セノリティック」が提唱されました。さらに２０２１年、セノリティックであるＧＬＳ１阻害薬の効果が確認できることが判明。加えて、老化細胞除去ワクチンの開発に成功するところまできました。今後さらに、老化細胞を除去したあと、若い細胞で補ってくれるような薬が開発されれば、それこそ若返りの薬ということになります。

現在は、高齢者で頻度が増えてくるがん、糖尿病、動脈硬化、腎不全、間質性肺炎などは、それぞれがバラバラの考え方で治療されており、治療薬も多彩です。しかし、「老化」という視点で一本化されれば臓器別に行われている高齢者の治療も、将来様変わりしていく可能性があります。老化に関わる病気はまとめてこの薬で治療します、ということになるかもしれません。

◉肺の成長、発育と老化

肺は、木の枝とその先にある葉のような構造に例えられます。木の枝が気管支であり、葉に相当する部分が肺胞です。気管支を通して空気が出入りし、肺胞では酸素を取り入れ、二酸化炭素を外に出します。全身の動脈の中を流れる血液への酸素の取り込みと二酸化炭素の排出は「ガス交換」と呼ばれ、運動しているときも眠っているときも絶え間なく行われています。

気管支は、種から芽を出すように、1本が2本になり、さらにそれぞれが枝分かれして、胎児の4カ月齢で大きな枝分かれが完成します。それまでの期間に枝の分岐を妨げるようなことが起きると、つまりこの大切な期間に母体の健康障害が起こると、その先に肺胞ができなくなります。肺胞は枝の先に形を変えながら出現してきます。完成した肺胞の厚さはわずか100分の1ミリです。生下時にはその総数は6000万個くらいに達し、生後2歳くらいで90％以上が完成し、さらに緩やかに思春期の終わりまで増え続け、総数約3億個から4～7億個（体の大きい人はより多くの肺胞をもっている）に達します。成長に合わせて気管支の内腔は太さを増し、体に必要なより多くの空気の出し入れが可能な状態に成長していきます。こうして身体の大きさに必要な酸素の取り込みができるようになります。

成人の肺の容積は約5ℓ。バケツを伏せたような形です。肺は胸郭という大きな鳥かごに似た構造の中に格納されています。繊細な構造で、手術などで肺を外から触るとマシュマロのような手触りです。心臓はヒトの意識に関係なく動き続けることができますが、肺、つまり呼吸運動は、無意識の自律運動と意識的に行う随意的運動の両方ができます。息を吐きながら話すことができ、意識しないときや睡眠中は自動運動です。鳥かごの底にあたる部分が横隔膜です。肺が膨らむことができるのは横隔膜が収縮する、つまり鳥かごの底にあたる部分を下に引くと、肺の周囲が陰圧となり、その結果空気が流れ込み、肺は膨らみます。横隔膜の引く力を緩めると肺は自分自身のもてる力である大きさまで縮みます。

肺自身が自分の力で縮む力は弾性収縮力と呼ばれますが、生まれてから次第に大きくなり、16歳頃がピークでそれ以降はしだいに緩やかに低下していきます（**【図3】**参照）。この縮む力が肺全体で低下していくのは、老化現象の一つです。縮まなければ肺は膨らみ過ぎとなり、肺の中に十分に空気を吸えない状態になってしまいます。

◉加齢で肺に起こる変化

肺は内臓でありながら、外界に直接つながっています。生まれた時から、育った生活環境や職場での空気の汚染などの影響などを受け続けながら、体内の全ての臓器に必要な酸素を送り続けているのです。台所の換気扇はときどききれいに掃除をする必要がありますが、肺は自らゴミが蓄積しないように内部を維持しています。肺にはいくつかの機能が知られていますが、その一つが気管支の内面を覆っている細胞群の役割です。1個の上皮細胞は、表面に約200本の線毛と呼ばれる構造をもっています。線毛は、鞭を打つように口側の方向に絶え間なく運動をし続けています。線毛の上の方は植えたての稲穂のように、上部はサラサラした液体に、下部はややネバネバした液体に包まれています。この液体こそが痰の源になっています。大気汚染や喫煙により、この構造が大きく傷つくことが知られています。

高齢者の肺は、長い年月の生活環境の影響に加えて、「老化」という身体の影響が重

【図３】肺の弾力性は加齢とともに低下していく

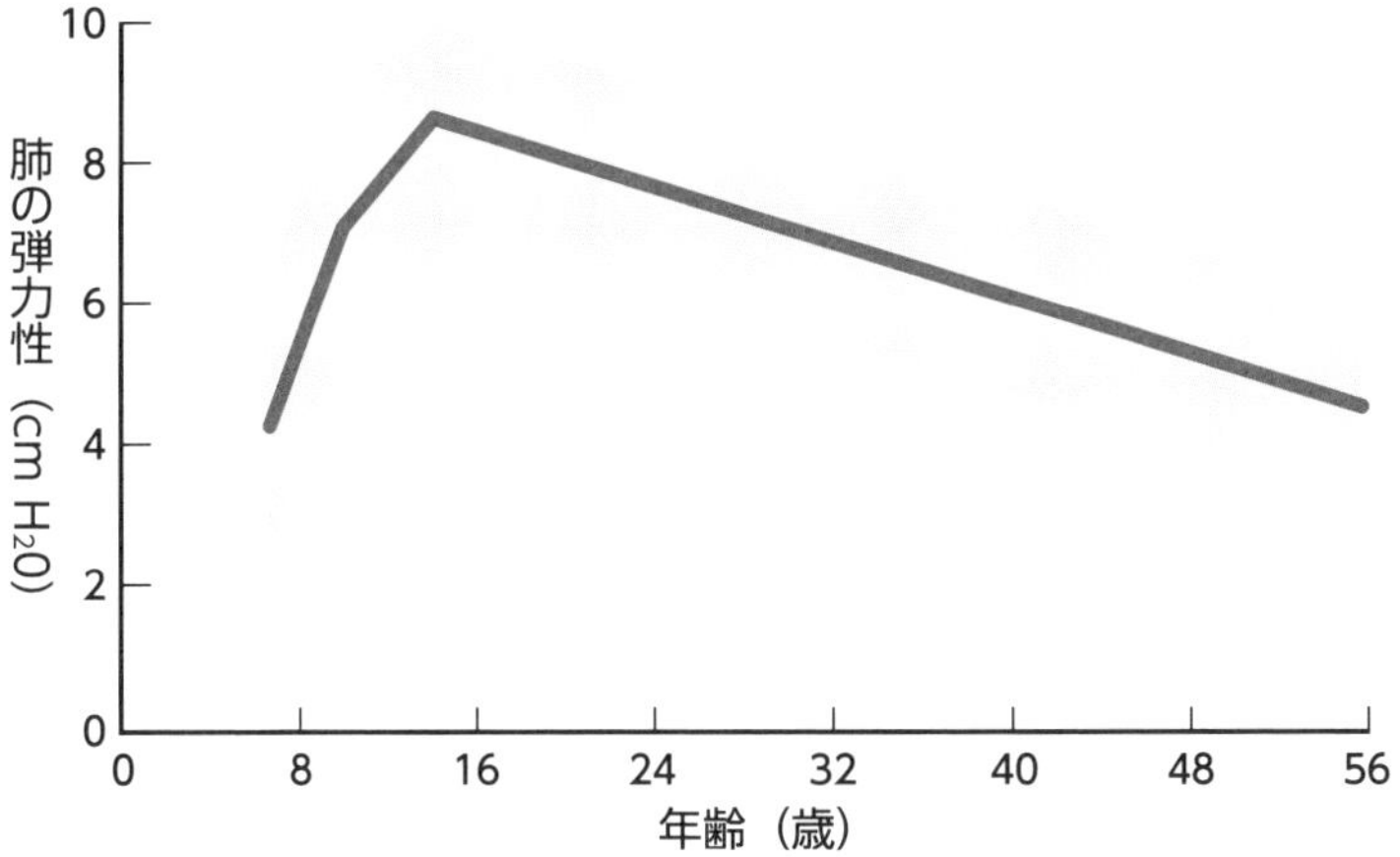

息を吐いていく途中で肺の容積（全肺気量）が全体の60%まで低下した点で、肺組織が縮まろうとする弾性収縮力が加齢とともにどのように変化するかを示した図。

思春期の頃に最大でその後は加齢とともに緩やかに低下していく。

【The Normal Lung, 2nd Edi, John Murray 著、W.B. Saunders Company (1986) を翻訳】

なってきます。その結果、呼吸器の病気は若い世代とは異なる顔つきを呈するようになります。老化も環境の影響も、遺伝の影響を受けます。年齢にしては若い、年のわりには老けているという現象は、肺にもみられます。

COPD（慢性閉塞性肺疾患）、喘息などで起こる問題の多くは気管支が細くなり、中を空気が流れにくくなるためです。太い気管支より細い気管支に起こる変化のほうが広い範囲で起こると、より呼吸が苦しくなります。大きな袋から空気を押し出すのに、出口が細ければ時間がかかることになります。袋の大きさ（努力性肺活量）から1秒間に押し出す量（1秒量）の比は25歳頃がピークで、以降はゆっくり低下していきます（**【図4】**参照）。

【図4】加齢と1秒間に吐き出せる容積（1秒量）と肺全体の容積（肺活量）が低下していく関係

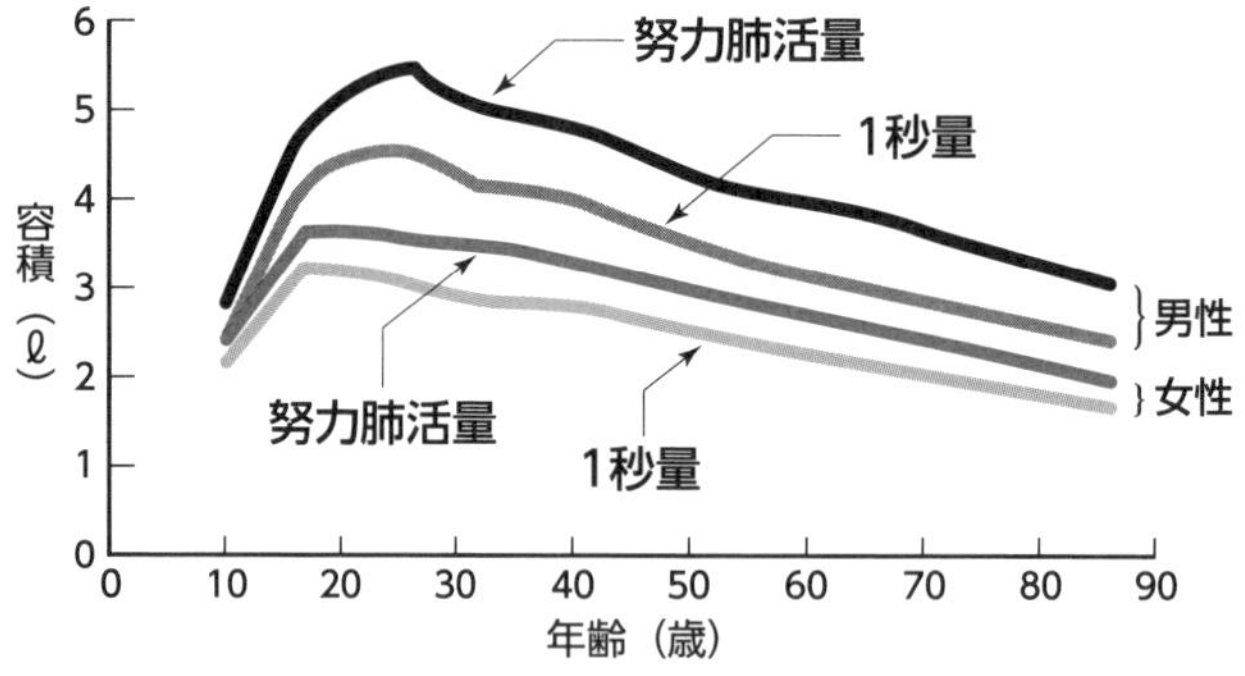

思春期で身体の成長が止まった後、呼吸に関わる筋力の増強で女性では20歳、男性では27歳ごろまでは増加する。40歳ごろからは減少していくが、その理由は体重や筋肉組織の変化が主で、これに肺組織の変化が加わるのではないかと言われている。

健康人では1秒量と肺活量の比率は一定であるが、1秒量が低下していくと気管支を流れる空気が流れにくくなる。その結果、息が吐きにくくなり階段などで呼吸が苦しくなる原因となる。典型的に生ずる病気がCOPD である。

【The Normal Lung, 2nd Edi, John Murray 著、W.B. Saunders Company (1986) を翻訳】

【図3】と【図4】を合わせて考えると、肺は人生の中で20～25歳前後の数年間がいわば最高の状態で、以降は低下し、「発育（発達）」が完成すると、間もなく「加齢変化」が進むことになります。肺の老化は、高齢になり急に始まるわけではありません。

肺機能は、健常者でも加齢とともにゆっくり低下します。加齢とともに、肺を取り巻く胸壁の弾力性が失われ、胸壁は若い頃のようなしなやかさが失われていきます。これも肺機能の低下の原因です。肺を動かすのに必要な、横隔膜などの筋力も低下していきます。

肺は「呼気―吸気」で収縮、拡張をくり返していますが、肺組織の弾力性が失われると、ゴム風船のように伸縮ができていたものが紙風船のようになり、呼気の際に自力で収縮できなくなります。高齢者、特に女性では、酸素と二酸化炭素の交換が行われる肺胞の、丸いブドウの実のような形が押しつぶされ、扁平な形になります。その結果、肺胞の表面積が減少し、酸素を取り入れる効率が低下します。

●重なる慢性疾患

高齢者では、病気が急に悪化することがあります。同居する高齢の家族の様子が悪くなり、夜中に慌てて救急車を呼ぶようなことはよくあります。急に食べなくなった、食べるときにむせるようになった、微熱がある、ぐったりしている、などの理由で夜中に救急車で搬送されてきた患者さんが、重症の肺炎と診断されたということも日常的にあります。若い世代の肺炎は、高熱、呼吸困難、咳や痰、ときに胸痛が特徴です。しかし、高齢者では重症であっても本人の訴えが少ないので、周囲は気づきにくいものです。急性の肺炎に加え、心不全や新しい脳梗塞が共存していることもしばしばあり、症状が複雑でわかりにくくなります。そのため早期の発見が遅れ、重症化して初めて気がつくことがあります。

他方、治療にあたる医師側の問題として、高齢者には低栄養、貧血、腎機能の低下があり、肺、肝臓、腎臓など複数の臓器が同時に傷害される多臓器障害が多くなります。さらに若い患者さんと比べて薬の使い方が格段に難しくなる、ということがあります。例えば、点滴は脱水に注意しつつも過剰な点滴量にならないように、細かな配慮が必要です。血液中の酸素が、高度に不足することも多くあります。心臓の機能低下があれば、肺の外側に胸水が溜まることも多くあります。その結果、肺の内側では炎症が起こり（肺炎）、外側からは胸水で肺が押されて動きにくくなります。治療では、薬の種類、量を決める際に細かな配慮が必要です。その一方で、安静の期間をとりすぎると、肺炎が治った後でも寝たきりの生活になってしまうことにも留意しなくてはなりません。

2. 疾患別にみた高齢者に特有の肺の病気の問題点

高齢者にとって対応が難しい、代表的な呼吸器疾患についてご説明します。急性肺炎を除けばどれも慢性に経過することが多く、医療者である私たちも治療に悩まされる病気です。順番に読んでいただいても、興味のあるところから読んでいただいてもけっこうです。

❶高齢者の喘息

喘息は、子どもから高齢者まで全年齢でみられる代表的な呼吸器疾患です。患者数は全世界で約３億人と推定されていますが、増加し続けていて、２０２５年ごろには約４億人に達すると予測されています。そのような状況の中、毎年約25万人が喘息で死亡しています。

わが国では喘息患者は、小児を含めて約８００万人と推定されています。その内の５～10％は治療が難しい重症の喘息です。また、65歳以上での喘息の有病率は４～８％と推定されています。喘息はありふれた病気ですが、近年治療薬として、新しい吸入薬や生物学的製剤と呼ばれる抗体薬を使う場合もあり、著しい効果がみられる場合があります。しかし、その分だけ治療が複雑となり、多くの慢性呼吸器疾患のなかでも特に注意が必要な病気です。

ここでは65歳以上の高齢者の喘息の考え方について、最近の知見をもとに注意点を解説します。治療薬の詳細は、それだけで本が一冊書けてしまうほどですので割愛します。

●国際的な治療指針

全世界で増加し続ける喘息患者に対し、１９９３年、危機感をもった米国ＮＨＩ（米国衛生研究所）とＷＨＯ（世界保健機関）が共同で、ＧＩＮＡ《ジーナ》(Global Initiative for Asthma)と呼ばれる組織を立ち上げ、医療者、医薬産業、患者からなる国際的な連携活動を開始しました。現在では欧米だけでなく、日本、中国、中南米、アフリカなどを含む広範囲にわたり、標準的な治療法の啓蒙活動を行っています。１９９５年、ＧＩＮＡレポートと呼ばれる日常診療の科学的な根拠（エビデンス）と基礎情報、治療方針がまとめられました。数回の改訂を経て、現在2022年版が発表されています。

●喘息の定義

GINAによる喘息の定義（2022年版）は、「**喘息は、多彩な病像を示し、通常は慢性の気道における炎症を特徴とする。喘鳴《ぜんめい》、息切れ、胸の圧迫感、咳などの呼吸器症状の既往があり、これらの症状には時として変動があり、その強さも変動する。同時に変化に富んだ呼気の気流閉塞をともなう**」です【3】。喘息は気道の炎症を特徴としますが、定義では、その炎症はアレルギー性による場合に限っていないのです。

●喘息悪化の原因

高齢の患者さんでの悪化の誘因となる、銃砲などの引き金に当たる「トリガー」について、できるだけ知っておくことが必要です。高齢者の喘息では3分の1以上で、運動誘発性喘息の症状が報告されています。ここでいう運動とは若年者の運動とは異なり、日常生活内での速度の速い散歩程度を意味します。その結果、運動時の息切れ感が強くなり、他方で運動不足による筋力低下が起こり、バランスを崩して転倒、骨折などが起こりやすいのです。

また、そのような高齢者の喘息の半数では、悪化の誘因として動物との接触、またはほこりや煙への曝露が挙げられ、いずれも呼吸器症状の悪化を引き起こします。さらに調査では、3分の2以上で季節的な悪化が報告されています。

❶アトピー素因

高齢者の喘息を悪化させる原因は次の4つです【4、5】。

アトピーは高齢者の喘息においても重要な原因です。高齢者でも、アトピー症状、血中のＩｇＥ（免疫グロブリン）レベルの高値が約４分の３でみられます。また、一つまたは複数の一般的な屋内アレルゲン（例＝ゴキブリ、猫、犬、ダニ）にアレルギーが認められます。現在、明確な喘息症状がなくとも、猫やダニの抗原に対する総ＩｇＥまたは特異的ＩｇＥのレベルが高い高齢者では、若年者と同じように気管支過敏症がみられます。高齢者で、室内でペット飼育をしている人は多くいます。犬や猫が関わり悪化する場合は必ずしも多くはありませんが、注意点ではあります。特に、ゴキブリに過敏になった高齢の喘息では、より重症の喘息となりやすいことが知られ、その後の肺機能の低下が早くなる可能性があるといわれています。

❷喫煙の害

喘息と診断されている高齢者の約半数が、現在喫煙者である、または以前は喫煙者であったといわれています。喫煙は、高齢者の喘息発症の主要な危険因子ではありませんが、コントロール悪化の一因となる可能性が高いので、受動喫煙被害を含め、注意すべき点です。

❸屋内、戸外の空気汚染

刺激性の煙による曝露も、喘息のリスクを高めます。環境中のタバコの煙に加えて、薪ストーブやバイオマス燃料（例えば、木材、農業廃棄物）の屋内使用からの煙が、成人期の喘息の発症に関連しています。空気のきれいな田舎で農作業に従事することが、肺の健康にも良いだろうと考えられてきましたが、実は農作業で生ずる煙や埃で悪化する場合が少なくないと、注意喚起を促す論文があります。漁業で暮らす人たちも同様であり、塩分を高濃度に含む風や、くわえタバコの生活が喘息悪化の原因となり得ます。

成人では、約4分の1の患者が職業に関連した喘息をもつといわれています。例えば、高齢女性の絵画趣味、化粧、装飾品、写真、医療専門職、食事の準備、掃除、社会福祉、および奉仕活動の職業など、幅広い領域で喘息の発症に関連しています。粉塵、ガス、蒸気、煙なども喘息と関連しています【6】。

屋外の大気汚染、特に粒子状物質（煤塵、粉塵、黒煙など）の増加は、喘息の悪化、入院の増加に関連しています。高齢者の喘息悪化による入院には、大気中のNO_2とSO_2の増加、冬季の大気汚染（微小粒子状物質＝ＰＭ２・５など）、オゾンレベルが影響している可能性があると報告されています。

❹気道感染

新型コロナウイルス感染やそれ以外のウイルス感染や細菌感染で、しばしば高齢者の喘息は悪化します。

●併存症の問題

高齢者の喘息では、併存している慢性疾患が多くあります。高血圧や心不全があれば症状が複雑になることに加えて、投薬の数が増加することで、喘息の治療に必要な内服薬や吸入薬の使用がなおざりになり、症状を悪化させることがあります。

また、併存する疾患に対する薬の中には、喘息を悪化させる可能性があるものがあります。特に、高血圧、冠動脈疾患、緑内障、関節炎の治療に使用されるベータ遮断薬や、ＮＳＡＩＤｓ（エヌセイド）に分類される鎮痛薬などがある場合には注意が必要です。貼り薬の場合でも、漫然と長期に使用し続けると発作を誘発することがあります。

女性の喘息の発生率は、通常、閉経とともに減少しますが、閉経後にホルモン剤を服用している女性（ホルモン補充療法：エストロゲンのみの補充療法と、エストロゲンとプロゲステロンの補充療法があります）では2倍に増加します[7]。

喘息の診断の手がかりとなる情報としては、鼻づまり、鼻漏、くしゃみ、目のかゆみなどの症状があります。これらの症状は、アレルギー性疾患や、鼻ポリープの存在を示唆しています。また、慢性の咳は、過去に喫煙していて禁煙した後の高齢患者の喘息にしばしば認められます。

●喘息と似た症状を呈する病気

高齢者で断続的に咳、痰、息切れが悪化する場合は、喘息以外でもよく似た症状を呈する病気が多いので、診断は慎重を要します。

高齢者で慢性あるいは断続的な息切れを訴える場合には、ＣＯＰＤ、心不全、および喘息の可能性があります。これらが相互に共存している場合があるので、判断が難しくなります。運動による症状の悪化は共通で、それを避けようとするため、日常生活での活動度を低下させる原因となります。そのため治療はできるだけ日常の活動性を上げること、後述する夜中などの発作をできるだけ避けることを目的で行います。

●喘息とＣＯＰＤ・心不全と喘息の重複について

喘息とＣＯＰＤが重複した状態で受診する人は多く、「喘息・ＣＯＰＤオーバーラップ（ＡＣＯ《エーコ》）」と呼ばれることがあります。息切れ、咳、痰といった共通する症状はありますが、発症の機序（仕組み）は異なるので、悪化を防ぐための注意事項も異なることが多くあります[8]。

心不全と喘息の重複ですが、以前は心臓喘息というあいまいな呼び方をされた時期がありました。現在では合併することもありますが、「心不全」と「喘息」は厳密に区別されています。

心不全では、夜間・睡眠中に咳き込む、白い痰が出るなどの症状があります。他方、喘息の悪化では、夜明けの咳き込みなどの症状が強いので、経過から両者を区別することは可能です。経過や症状、胸部X線画像や血液データから、ある程度区別することができます。

●怖い喘息死

喘息の治療で怖いのは、経過中に治療が間に合わず死に至る「喘息死」があることです。

1970年代には毎年7000人近くの喘息死がありましたが、吸入ステロイド薬などの治療薬が進歩し、患者へのきめ細かな医療技術の進歩もあって、2000年以降は大きく減少してきています。注意すべきことは、重症喘息が不幸な喘息死に至るのではなく、軽症や中等症での喘息死が全体の3分の1を占めていることです。さらに近年、喘息死は高齢者に集中しているという特徴があります。特に高齢女性では男性の2倍以上となっています。高齢女性は独居も多くみられ、治療上では、吸入薬などの基本的な治療が継続されていない、急性増悪の初期治療が遅れがちなど、特有の事情もあります。

●成人発症型の予後

最近の論文では、高齢女性の喘息で心血管病変が多いことが特に強調されています【9、10】。胸部の締めつけ感が、喘息ではなく狭心症によって起こっている可能性があるので、治療では十分な注意が必要です。米国で定期的に実施されている国民健康栄養調査（NHANESⅢ）の分析（2013年）では、COPDの重複者を除く喘息の高齢患者のうち、経過中に20％で心不全、20％で心筋梗塞の病歴があり、45％に高血圧がみられました。

他方で治療が奏功すれば、成人型の喘息の16％は5年以内に改善するといわれています。要するに、治療にあたる医療者と患者の両者が治療目的を正しく理解していれば、高齢者の喘息の状況も悲観的ではないということです。

●新型コロナウイルス感染症との関係

GINA2022年版では、特に新型コロナウイルス感染症との関係について、「**喘息があることで新型コロナにかかりやすいということはありません。軽症から中等度の喘息では、喘息がない場合よりもむしろ死亡率は低い**」と記載しています。一部の吸入ステロイドなどに予防効果がみられるという報告もあります。しかし、経口ステロイド薬の服薬が必要な重症喘息では死亡者が多く、感染リスクが高いといわれています。したがって、毎日の吸入薬の使用などを指示された通りきちんと行い、急性増悪を避けることが重要になります。

●患者としてもつべき情報

喘息の患者が治療を継続するにあたって、知っておくべき情報で特に重要なのは、以下の3点です。

- 喘息の症状の特徴と、どのように悪化するかを知っておくこと
- 喘息の治療薬の中心は吸入薬なので、その役割と使用方法を正確に知っておくこと
- 喘息症状を抑え、悪化させない予防方法を知っておくこと

医療者側が患者に情報を伝える場合には口頭の説明だけではなく、簡単な記載でも書面で手渡し、説明を加える方法が効果的といわれています。患者側はわかりやすい説明を聞いて、自分で納得して自分の責任で治療を継続することが大切なのです。

【まとめ】

◎喘息は65歳以上の人によくみられます。小児期から喘息が持続している場合と、成人になってから喘息を発症する場合があります。高齢者では自然に改善する可能性は低いのですが、治療が奏功すれば16％ほどの人は改善していきます。

◎高齢者の喘息の症状は、若い患者さんと同じように咳、喘鳴、胸の圧迫感を報告することが多くあります。ただし、高齢者では、気流制限（息が吐き出しにくくなる）があり、かなりの重症にもかかわらず呼吸困難を訴えることが少なくなり、危険な状態の発見が遅れる可能性があります。

◎高齢者の喘息では若い成人よりもアトピー性となる可能性は低いものの、アトピー性は依然として存在することが多く、患者の４分の３は少なくとも屋内アレルゲンに対して陽性を示します。

◎調理の際の煙の吸入、喫煙、動物のフケ・垢、職業上での有害薬品の吸入などの原因を特定し、回避することによって喘息症状の改善をもたらすことがあります。

◎喘息患者が、新型コロナウイルス感染症で悪化しやすいことはありません。しかし、高齢者で肺機能が低下して日常生活での活動度が低下し、栄養状態も低下している場合は、二次的な細菌性肺炎を起こすことがあり、死亡率が高くなります。

◎重症度の判定では、肺機能検査が実施できる場合にはそれが評価基準となるので、治療上では極めて有用です。

◎治療は通常、成人の標準治療（吸入ステロイド薬の使用）に準じて行いますが、吸入薬が正しく指示された通り継続実施できているかどうかが重要です。また、高容量の吸入ステロイド薬の使用では、骨粗しょう症や気道感染を起こしやすくなるので注意を要します。多種の服薬を同時に行っている場合には、自分の判断で中断や用法の変更を行わないようにします。吸入薬の使用では、抗コリン薬では緑内障が悪化したり、男性での排尿障害がみられたりすることがあります。気になる症状がある場合には、医師に相談しましょう。

◎高血圧や糖尿病など多種の疾患の治療を同時に行っている場合が多いので、症状が多彩となり、喘息の悪化徴候の発見が遅れる可能性があります。かかりつけ医や看護師、薬剤師の細かな注意が必要となることが多くあります。

◎近年、好酸球が増加している喘息の長期治療に、抗体薬が劇的な改善効果を示す場合があります。ただし、一部の薬剤では、80歳以上の高齢者などの効果と副作用のデータが不足している場合があるので、リスクと効果を知った上で治療薬として受け入れることが望ましいでしょう。

◎肥満をともなう喘息では、閉塞性睡眠時無呼吸症候群が併存していることがあります。適切な減量指導を継続していきます。

❷高齢者が大多数を占めるCOPD

●COPDとは

ＣＯＰＤは、日本語では慢性閉塞性肺疾患と呼ばれる病気の略語です。現在では世界中で共通してＣＯＰＤと呼ばれています。以前タバコの外箱には、「吸い過ぎは肺気腫となります」という注意書きがありましたが、ＣＯＰＤは「肺気腫」と「慢性気管支炎」を一括した新病名です。ＣＯＰＤと呼ばれるようになってから半世紀以上過ぎましたが、一般の日本人を対象にしたアンケート結果（２０２２年度）では、どんな病気かよく知っていると答える人は13・８％、名前は聞いたことがあるが20・８％でした。他の慢性疾患である高血圧や糖尿病に比べて、認知度は相当に低い状況です。

肺気腫という病名は、古い歴史をもっています。名付けたのは、聴診器を発明したフランス人のルネ・ラエンネック（１７８１〜１８２６年）で、江戸時代の中期の頃です。解剖して肺を取り出し、その断面を観察したとき、健康であれば精緻なスポンジのように見られる構造が、穴だらけになって壊れている状態を指す解剖学的な呼び名でした。他方、慢性気管支炎は、２年以上にわたり3カ月以上続く慢性の咳と痰がある状態と定義されていました。その後、肺気腫と慢性気管支炎は共存していることがわかり、一つの病名として生まれたのがＣＯＰＤという病名です。

喘息が小児を含む全年齢層にみられるのに対し、ＣＯＰＤは圧倒的に中高年に多い病気です。

●COPDの患者数

有病率は国によって異なり、年齢とともに増加しますが、多くは、「40歳以上の約10％がＣＯＰＤを患っている」ことが共通です。他方で、ＣＯＰＤと診断された人たちの年齢層について米国で1万人のＣＯＰＤ患者の内訳を調べたデータでは、45歳未満は全体でわずか２００人程度にすぎず、45歳以上が約１２００人、残りのうち86％は65歳～74歳が占めていました。40歳頃から症状がみられるものの気づかれることはなく、定年を迎える頃から本格的な症状に悩まされるといい、圧倒的に高齢者に多い慢性疾患です。

わが国の数少ないＣＯＰＤの疫学データであるＮＩＣＥスタディ（Nippon COPD Epidemiology Study. ２００４年）では、40歳以上の10・９％、男性で16・４％、女性で５・０％の患者さんがいると報告されています。新型コロナウイルス感染症のパンデミックが発生する前は、ＣＯＰＤは世界で3番目に多い死亡原因でした。

●ＣＯＰＤの定義

慢性の病気では定義が重要です。高血圧や糖尿病はいまでは広く知られています。いずれも医療者だけでなく一般に広く注意を喚起するために、定義が変えられてきたという歴史があります。厳しくすれば気づく人たちの数は多くなり、甘くすれば治療を必要とする患者数は減ります。ＣＯＰＤが極めて頻度が高い病気でありながら広く知られていないのは、定義に問題点があるのではないかという議論があります。

日本呼吸器学会の定義（２０２２年）は以下の通りです【11】。

「タバコ煙を主とする有害物質を長期に吸入曝露することなどにより生ずる肺疾患であり、呼吸機能検査で気流閉塞を示す。気流閉塞は末梢気道病変と気腫性病変がさまざまな割合で複合的に関与し起こる。臨床的には徐々に進行する労作時の呼吸困難や慢性の咳・痰を示すが、これらの症状が乏しいこともある」

GOLD（Global Initiative for Chronic Obstructive Lung Disease）と呼ばれる国際的な組織では、臨床的な治療を一定にするためにGOLDレポートを毎年、発表しています。2023年1月発表の最新版は従来のレポートに多少の変更を加えています。新しい研究論文が発表されたからです。

GOLDレポートによるCOPDの定義（2023年）は以下の通りです【12】。

「COPDとは混在した肺の病変による慢性の呼吸器症状（息切れ、咳、痰、増悪）があり、気道の異常（気管支炎、細気管支炎）、加えて肺胞の変化（肺気腫）が持続的で、しばしば進行性の気流閉塞を起こす」

チェリーは、米国ハーバード大学の教授であり、COPDの臨床研究では高名です。彼は、定義は次のように変更するのが良いと提案していました（2022年）【13】。

「COPDは多彩な肺の病変を呈し、慢性的な呼吸器症状（呼吸困難、咳、痰）を特徴とする。気道（気管支、細気管支）と肺胞の持続的な異常（肺気腫）、肺の血管系の異常を呈し、スパイロメトリーで気流障害を呈し、肺の構造的あるいは生理的な異常を呈する」

ここでいうスパイロメトリーとは、5分くらいで終わる簡単な肺機能検査を指します。高血圧は血圧測定により診断されますが、同じ理屈です。

COPDは、タバコ病であると考える人が多くいます。喫煙が最大の発症原因であることには変わりませんが、「それ以外の原因で起こることが判明してきたので、研究の進歩に合わせるべきである」とチェリーは主張しています。さらに、「COPDという病名が確定してから治療を始めるのは遅すぎる。プレCOPDという前段階を含めた方が、注意を喚起することになり悪化を防ぐことができるのではないか」

という主張もあります。現在の健康保険では、前段階で長期となる治療を継続することはできません。プレＣＯＰＤという病名が認められれば、悪化予防の治療戦略が可能となるだろうという主張です。早い時期で、症状も少なければ毎日の薬も不要であり、医療費は安くすむというメリットがあります。それ以上悪化させなければ、注意事項を詳しく教え、経過を追跡するだけですむのです。

ＧＯＬＤ委員会の重鎮であるチェリーの提案が全面採択とならなかったことは、ＣＯＰＤの臨床的な問題に未解決な点が多いことを示しています。しかし、そうであってもわが国だけでも７００万人以上の患者数という深刻な事情を抱えています。

●症状はなにか

受診の理由で頻度が高いのは、階段や坂道を上るときや重いものを持ったときの息切れです。咳や痰は、頻度は高くても喘息のように発作的に出ることはありません。夜間に咳が出る場合は喘息か、後述する「増悪」の可能性が高いのです。

息切れは日常生活ではもっとも深刻な症状で、進行すれば次第に自宅で座りっぱなしに近い生活となります。強くなれば家から出られない（家に張り付け）状態となり、やがてトイレへ行くのもやっとの状態となり、寝たきり（ベッドに張り付け状態）に近くなります。疲労感や体重減少を起こすことがありますが、逆に体を動かす機会が少なくなり肥満気味となることもあります。

かぜでもないのに咳や痰が続く、という理由で受診する人も多くいます。不思議なことに、低気圧が接近すると症状が悪化するという人も時々います。この点は喘息とも共通しています。

中等度から重症のＣＯＰＤ患者の約62％は、毎日、あるいは数日ごとに変動する呼吸困難、咳、喀痰、喘鳴、あるいは胸部圧迫感を訴えています。朝方に症状が悪化する場合が多くあります。

●増悪という現象

経過中で問題となるのが「増悪」という現象です。増悪はこれまでより症状が強くなり、いつもの吸入薬や内服薬では改善しない状態を指します。初めて私のところを受診する人で、もっとも多いのはこの「増悪」の場合です。以前は、「急性増悪」と呼ばれていました。数日前にかぜ気味となり、それが1週間を過ぎても良くならない、息切れも出てきたというような訴えです。

ところがなかには、暮れから正月にかけてひどいかぜを引き、それがきっかけで息切れ、咳、痰が春頃になってもずっと続いているという場合が多いことに気づきました。おそらく同じことに気づいている研究者が多いせいか、最近では急性を外し「増悪」と呼ばれるようになっています。私は個人的には、長く続く増悪を「遷延《せんえん》増悪」と呼んでいます。大切なことは、治療が効を奏すれば、「増悪」が起こる前の状態に近いところまで戻せることです。逆に増悪の治療がうまくいかなければ、坂道を転がり落ちるように悪化していき、先に述べた「家に張り付け状態」や「ベッドに張り付け状態」に近くなります。治療効果を診ながらの経過にもっとも気を使います。

増悪により健康状態は急に悪化し、肺機能が低下、時には重篤な状態に陥ることになり死亡率が上昇し、必要な医療費が増加します。増悪は、通常、前年の回数と同じ回数が次の年にも起こるといわれていて、その回数は平均2回です。増悪回数が0となることを目指す治療計画が必要です。

●ＣＯＰＤの原因

近年の研究から、ＣＯＰＤの原因は３つに分類されます【12】。

❶喫煙習慣

年数と本数を掛け合わせた数字が大きくなれば重症化しますが、数年で、しかもわずかの喫煙歴に過ぎないが重症となった人を診ることがあります。思春期に喫煙を開始した人など、青年期からの喫煙習慣がある人は重症化しやすくなります。一般的に同じ喫煙量では女性の喫煙者のほうが悪化しやすい傾向があります。

❷胎児期から乳幼児期に肺の成長、発育を妨げるような要因がある

具体的には胎児期に母体の健康状態が良くない状態で経過した場合や、母親が喫煙者の場合など、また乳幼児期に肺炎や、重い気道感染をくり返した場合です。

❸遺伝性の素因が濃厚な場合

本人が重症のＣＯＰＤで、その両親や兄弟にＣＯＰＤや喘息、肺がんが多い場合です。ＣＯＰＤを起こす遺伝子は多数報告されています。最近の研究ではＣＯＰＤの約30％は非喫煙者であるというデータもあります。

●どのような検査を実施するか

検査の目的は、ＣＯＰＤであるという診断と重症度を確定することです。特によく似た症状を示す気管支喘息、間質性肺炎などを区別することで、治療の方針を決めます。

ＣＯＰＤ患者の死因としては、①ＣＯＰＤの増悪による死亡、②併存症と呼ばれる合併症の中でも虚血性心疾患（心筋梗塞など）によるもの、③肺がんによるものが、それぞれ同じ比率といわれます。併存症と肺がんの診断は厳密に、しかも定期的に行っていくことが大切です。

❶気管支拡張薬の投与前および投与後のスパイロメトリー

スパイロメトリーは、肺機能検査でも汎用されている簡単な検査方法です。気管支拡張薬（吸入薬）を投与しても改善効果が小さいことを確認します。これが喘息と区別する方法です。この方法で重症度を推定します。

❷胸部ＣＴ検査

ＣＯＰＤの重症度を判定するためには不要ですが、肺気腫の程度、気管支の変化の状態は、診断を確定し治療方針を決める一助となります。

また、肺がんの合併頻度が高いので、手術可能な初期の肺がんを発見するために実施します。ＧＯＬＤ２０２３年版ではこの検査の重要性が記載されました。

❸６分間平地歩行テスト

直線の約30ｍの平地を、自分が安全にできると思われる、できるだけ速い速度で歩行してもらい、総距離、歩行中の血中酸素飽和度の低下幅、もっとも強い息切れ、足の疲れなどを判定します。「４５０ｍ以上の歩行が可能で、酸素飽和度の低下幅が４％以内」を基準値として判断します。

❹動脈血ガスの検査など

安静時に血中酸素飽和度を評価する酸素飽和度が88％を超える場合には、酸素補給は必要ありません。これ以下のときには動脈血ガスの検査を実施します。動脈血ガスの検査は高炭酸ガス血症（45㎜Hg以上）が疑われる場合には必要です。さらに、必要であれば夜間睡眠中の酸素飽和度の測定を行います。特にＣＯＰＤでは閉塞性睡眠時無呼吸症候群との合併頻度が高くなります。

ＣＯＰＤは、喘息や気管支拡張症、間質性肺炎と重複して存在することが多くあります。重複疾患となった場合には、症状や併存症が異なるので必要に応じて検査を追加していきます。息切れが強い場合には、心臓の機能が低下していたり、心臓弁膜症などの合併による心不全がみられることがあります。また経過中に心機能が低下し、心不全となることがあるので、厳密に診断するために心臓超音波検査を実施しておくこともあります。

●併存症を決める

前述のように、ＣＯＰＤで死亡するケースでは、増悪、併存症の悪化、肺がんといった要因が多くみられます。しかも、ＣＯＰＤの患者の60％が２つ以上の慢性の病気を併せもっています。併存症の種類が多いこともＣＯＰＤの特徴の一つです。特に、虚血性心疾患と呼ばれる心筋梗塞や狭心症などが共存していることが多くあります。共通する原因の一つが、喫煙習慣です。

ＣＯＰＤと共存する病気は、どちらが主ということではなく、併存している疾患と考えられています。その種類は極めて多いので、ＣＯＰＤの治療と平行して、関係があると考えられる疾患全体への目配りが必要になります。

頻度が高いと報告されている併存症（肺がんを除く）の1位から10位までを列挙すると、以下の通りです。

1位	高脂血症	2位	高血圧	3位	不安障害
4位	前立腺肥大症	5位	虚血性心疾患	6位	サルコペニア
7位	肥満	8位	心不全	9位	骨粗しょう症
10位	糖尿病				

サルコペニアとは、高齢化にともなう筋肉量・筋力の減少や、それによる身体能力の低下が起こっている状態を指します。寝たきりに近くなった状態です。

さらに、これらの併存する疾患は、治療経過で重要となることがあります。そのうち、虚血性心疾患、肺がんが死亡原因として多いことは先に述べた通りです。不安障害（不安神経症・強迫性障害）があれば、不眠をはじめとして日常のさまざまな訴えが多くなります。前立腺肥大症があれば、ＣＯＰＤの治療薬として重要な吸入薬の抗コリン薬は前立腺肥大症を悪化させることがありますし、サルコペニアや骨粗しょう症は、筋力低下や腰痛などを起こし、日常生活を低下させます。

複数の併存症をもつことは、画一的な治療方針では決して奏功しないことを意味します。増悪の予防と並んでＣＯＰＤの治療の難しい点です。

●重症度の判定方法

肺機能検査は重症度の判定検査の一つですが、ＣＯＰＤの全貌を判断するという点では十分ではありません。経過中の全体をみる方法として知られているのが、先述のチェリーが考えついたＢＯＤＥ指数です【14】。ＢＯＤＥ指数はＣＯＰＤの重症度と予後を評価するための指標であって、次の４項目から成り立っています。①体重、②気道閉塞の程度、③呼吸困難の程度、④６分間の歩行距離から得られた運動能力、のそれぞれを数値化し、合計を算出します。現在では、多くの研究結果による傍証があります。将来の死亡率とも関係するので、予後（その後の経過）が予測できます。これを薬剤の種類、呼吸リハビリテーション療法、在宅酸素療法の開始の参考とすることもあります。

●治療の目的

先のＢＯＤＥ指数を含め、さらにＣＯＰＤの予後を決める因子として挙げられるのは次のものです。これは現在の治療方針を決める際の大まかな目安です。

- ・息切れの強さ、日常の活動度
- ・一時的に悪化する増悪の回数
- ・薬による治療でどのくらい改善するか
- ・肺機能検査でみた病気の進行はどうか
- ・日常生活の支障と死亡に至る年月の予測

●ＣＯＰＤの治療

治療は、大別して薬物治療と薬以外の非薬物治療に分けられます。とりわけ後者の薬以外の治療が重要です。

❶薬物治療

主に吸入薬を使用します。ベータ２刺激薬、抗コリン薬の２種類から成る気管支拡張薬を使います。さらに喘息素因があり、気管支の炎症所見がある場合には吸入ステロイド薬を併用します。近年、これらを組み合わせた薬剤が多くなっています。

高齢者で問題となるのは、第１に吸入薬の使い方（吸い方）は薬剤ごとに異なっており、しばしば使い方が間違っているため十分な効果が得られない場合です。使い方の指導をくり返し受けておくことが必要で、院内で教えたり、医師の指示で、調剤薬局の薬剤師が行うことになっています。

第2は、薬物治験のほとんどは70歳代までの年齢層をターゲットにしていることです。

例えば80歳以上で臨床試験を行う場合、薬の一定の使い方などの約束ごとをきちんと守ってもらえるかどうかが不安です。つまり、80歳以上の高齢者には薬の効果がどの程度あるのかが実際のところはわからない、ということです。わが国では欧米よりも高齢者が多いので、海図のない船旅状態にならないように、高齢者では、認知力、気力、体力などに見合った、総合的な組み合わせで治療していくことが必要です。

❷非薬物治療

呼吸リハビリテーション、略して「呼吸リハ」と呼ばれています。リハビリというと運動をすることと理解されていますが、本来の意味は「再び適した状態になる」ことで、呼吸リハは運動だけでは効果を上げることはできません。呼吸リハは１９７４年ごろに提唱された、比較的歴史の浅い領域です。その後研究が進み、包括的呼吸リハビリテーションと呼ばれる考え方で実施されるようになりました【15】。禁煙教育、吸入薬の使い方、栄養指導、運動療法の全てを含むものでなければ効果を上げることができません。その中には日常的に行う運動や食習慣の改善や指導のほか、精神的な支えも大切な項目です。呼吸リハはＣＯＰＤをはじめ多くの慢性呼吸疾患の患者さんに応用が可能です。

●呼吸リハビリテーションの効果

以下のような効果が得られます。

- **入院回数が減る**
- **救急受診の回数が減る**
- **運動能力がアップする**
- **呼吸困難の改善、下肢の疲れやすさの改善**
- **四肢の筋力や持久力が改善する**
- **健康に関連したＱＯＬ（生活の質）が改善**
- **心配、不安などが改善**
- **自分の病気を自分で管理するという意欲、能力が向上する**

その他の注意点としては、季節性インフルエンザや肺炎球菌ワクチンの接種は増悪予防の方法として重要です。喫煙者やＣＯＰＤ患者では新型コロナウイルス感染症が多く、ワクチン接種が勧められていました。デルタ株の時代には、ＣＯＰＤ患者では喘息と異なり、増悪による死亡者が多かったといわれます。高齢者の死者が多いと報道されていますが、オミクロン株が主となりＣＯＰＤ患者でどのように結果が変わってきたかの詳細なデータはありません。

【まとめ】

◎ＣＯＰＤの多くは、喫煙習慣を主とする有毒な粒子またはガスを長期間吸い込むことによって引き起こされます。しかし、喫煙習慣で発症するＣＯＰＤは20数％にすぎない、といわれます。高齢者に頻度が高いのですが、肺の成長、発育の障害や遺伝が原因となることがあります。

◎高齢者で呼吸困難、咳、痰をともなう場合ではＣＯＰＤだけでなく間質性肺炎、喘息など類似した症状を起こす他の疾患が共存していることが多くあります。

◎併存症が多種にわたり、治療を開始してから後の予後は複数の因子により決まります。

◎ごく軽症では無症状が多くて難しくはありますが、この段階で診断され、生活指導などの治療戦略が立てられることが理想です。

◎診断は、症状、経過とスパイロメトリー（肺機能検査。息を吸う力、吐く力、酸素を取り込む能力などを調べる）により決まりますが、慢性呼吸器疾患の家族歴、職歴（職業）が重要で、治療経過では併存症の治療が重要です。

◎治療は薬物的治療と非薬物的治療に大別されますが、経過では細かな日常生活での継続した指導が治療効果を高めます。

◎増悪のリスクを下げるためにも、早期治療が重要です。

❸注目されてきた気管支拡張症

●気管支拡張症とは

気管支拡張症は、呼吸器内科医が遭遇することが多い病気です。わが国では90年代頃までは、肺結核が治癒したあと肺結核後遺症としての気管支拡張症が多くみられました。また、びまん性汎細気管支炎と呼ばれる難治性の呼吸器疾患があり、症状が類似した疾患として注目されていました。両者とも、現在では減少してきています。

近年、少数ではありますが、気管支拡張症で非常に重症の人を診ることがあります。多量の痰、頻回の増悪による入院、高度の呼吸困難、動脈中の酸素分圧（動脈血酸素分圧とも呼ばれる肺における血液酸素化能力の指標）が低下し在宅酸素療法を必要とすることも多くあります。重症者がいるのにこの領域の診療の進歩はあまり目立つものがありませんでした。しかし、最近になり治療薬に関する新情報がみられるようになり、この領域の臨床に関連した情報は明らかに動き始めています【16】。

わが国では医師の間でもほとんど注目されることはありませんでしたが、２０２２年7月1日、欧米の研究者、患者会が中心となり第1回の「世界気管支拡張症の日」が制定されました【17】。

「世界気管支拡張症の日」の目的は、次のようになっています。

① 病気に対する注意を広く社会に喚起し、適切な情報を提供すること。
② 診療レベルを向上させること。医療者にも軽視されている気管支拡張症に対する社会的な啓蒙活動を進める。
③ 気管支拡張症は未認知、未診断、未治療、未研究であるという危機感がある。
④ 気管支拡張症が適切に診断されるまでには、一般的に発症してから10年以上の遅れがあるといわれる。早期診断が遅れ、必要な治療や注意を与える体制が作られていない。

⑤医療者の間でもまれな疾患と認識されている。これは多くの国の医療者に共通した、いわば無関心の状態を意味する。
⑥患者、医療者の注意が遅れ、適切な時期に治療を開始することが難しい。その結果、予後は悪化する。
⑦診断と治療が遅れた結果、医療費を含めた患者の医療負担が増えることになる。
⑧頻度、原因、臨床像が基本的に不明である。気管支拡張症の病態そのものに国際的な地域差が大きい。

●どのような病気か

気管支は、樹木を下から見上げた時の構造に似ています。地表に立っているもっとも太い部分が気管にあたります。気管は左右に分かれ、それぞれの肺の中で原則的に二つに分かれながら(二分岐と呼ばれる)、次第に細い気管支に分かれます。喉の部分の気管は外から触れると硬い構造物ですが、軟骨が簡単にはつぶれないC字型の構造を作り上げています。

気管支は二分岐を続けながら次第に細くなり、細気管支と呼ばれる構造になっていきます。細気管支は終末細気管支を経て呼吸細気管支になります。その先では一部に肺胞の構造がみられます。細気管支を横笛のような形と見立てれば、横笛の穴に相当する部分が肺胞と想像してもらえばいいでしょう。この細気管支の壁には軟骨がないのでつぶれやすいのですが、息を吸ったときに広がりやすいので都合がよいのです。

気管支、細気管支は生まれたときには細いのですが、胎児の4カ月齢で分岐の状態はすでに完成しています。生後には分岐の形を保ったまま気管支、細気管支は太さを増し、呼吸細気管支の先には約3～7億個の肺胞がみられます。太い気管支および細気管支の壁の構造が壊れ、病的に拡張した状態が気管支拡張症です。遺伝的な原因がある場合があることも研究でわかってきていますが、ほとんどの病変は後天的に起こります。

病的に拡張した気管支は感染を起こしやすくなります。また喀痰が溜まりやすく、外へ出しにくくなってしまいます。気管支の中の空気が流れにくく、気流閉塞を起こしやすくなっているのです。これらの変化が、咳、痰、息切れの症状を起こしています。

●どのようにして起こるか

気管支拡張症は多様な原因で発症することが知られています。例えば、「異物を誤嚥し気道が閉塞状態となり長期間経過した場合」「免疫能が低下し気道感染が反復して起こりやすくなった場合」「欧米人に多い遺伝的な異常による嚢胞《のうほう》性線維症（特定の分泌腺が異常な分泌物を産生し、それによって組織や器官、特に肺や消化管、膵《すい》臓が損傷を受ける）」「膠原病による全身性疾患の一つとして気管支拡張症を起こす場合（リウマチ性など）」「気管支壁の表面の細胞が有する線毛に遺伝的な異常があり、感染を起こしやすい場合」「重い肺炎の後遺症」「アレルギー性気管支肺アスペルギルス症」などがあります。

古くから知られている症状は、ほぼ毎日のように咳込み、粘液性で膿性の粘り強い痰が出るというものです。季節に無関係であり、数カ月間から数年間以上、持続します。また、時々発熱や血痰をともなうこともあります。その他の呼吸器の症状としては息切れ、喘鳴があり、炎症が胸膜に接する場合には胸痛がみられます。

●検査方法は

❶画像診断、治療の可能性がある場合を想定した特定の原因精査、および肺の働きと全身的な機能評価を行います。具体的には、胸部CT検査、痰の中に含まれる細菌の検査（喀痰検査）、肺機能検査などがあります。

❷診断確定までの血液検査では、通常の血液生化学検査に加えて、膠原病に関係する項目や免疫グロブリン（IgG、IgMなど）に異常がないかどうかの確認をします。喀痰の検査では、細菌の種類、抗酸菌（結核菌、非結核性抗酸菌）、真菌（カビ）のチェックが必要です。

❸胸部CT画像では、病的な気管支拡張所見の有無を確認します。気管支の内腔が、並行して走行する血管の直径の1・5倍以上の場合に拡張が疑われます。さらに気管支の走行方向の断面が路面電車の線路状に見える場合、気管支の内腔に痰など粘液が充満している場合には、気管支拡張症を強く疑います。

❹肺機能検査では、病変が進むと閉塞性換気障害（肺活量が正常あるいは減少に加え、1秒間に吐き出せる空気量〈1秒量〉が減少していること）がみられます。さらに気管支拡張症が進行してくると肺活量が低下してきます。

❺重症の気管支拡張症では、肺活量が著しく低下する拘束性換気障害を呈します。また、動脈血中の酸素不足（呼吸不全）となります。

●どのような人に多いか

気管支拡張症は、発症年齢により中高年期か小児期かに分かれます。後者の代表は嚢胞性線維症ですが、日本人にはほとんどみられません。多いのが中高年層の気管支拡張症であり、特に女性でみられるのは、非結核性抗酸菌症を合併している場合です。緩やかに進行することが多く、重症の場合には治療に苦慮することがあります。

【まとめ】

◎気管支拡張症を引き起こす病因は数多くあります。進行を抑えるという意味でも可能な限り、病因を明らかにしておくことが望まれます。

◎典型的な臨床症状は、数カ月以上断続的に続く咳、色のついた痰が多く出ることです。さらに進むと、粘液膿性で粘り強い痰が毎日のように出ること、および過去に一時的に症状が悪化したという病歴があることです。重症の場合には、呼吸困難、血痰、喀血、喘鳴、さらに胸膜に炎症性の病変が及んだときは胸痛がみられます。

◎診断の方法は、胸部X線画像、胸部ＣＴ画像で診断を確認し、治療可能な原因を特定し、肺機能検査など機能評価を行います。喀痰中の細菌を特定することが必要な場合があります。肺機能検査で障害の種類と程度を明らかにします。

◎肺機能検査は、気管支拡張症による障害の機能評価に必要です。気道に空気が通りにくい閉塞性障害が認められることが多いのですが、進行すると拘束性障害（胸郭や肺の弾力性が低下し、肺が十分に拡張しなくなる）となります。

◎高齢者では発症してから医師の診察までに時間が経っている場合が多く、そのために肺機能の低下が進んでいることが多くあります。肺活量が著しく減少している場合には、痩せて歩行時や睡眠中の低酸素血症が強くなることが多くみられます。在宅酸素療法や強力な栄養指導が効果を上げています。

❹死亡原因となる肺炎

●肺炎の分類

肺炎は、咳、発熱、呼吸困難を引き起こす肺の感染症です。特に幼児、65歳以上の高齢者、およびその他の健康上の問題を抱えている人々にとって深刻な病気です。肺炎での死亡の95％以上が、60歳以上の高齢者によって占められています。

患者が発生する場所によって、「市中肺炎」、「院内肺炎」、「医療・介護関連肺炎」に大別されます。自宅で生活している人がかかる市中肺炎、心筋梗塞やがんなど、重い病気で入院治療中の人がかかる院内肺炎、通院で療養中の人や介護施設に入所中の人がかかる医療・介護関連肺炎です【18】。

この分類は、肺炎を起こす原因となる細菌が3つの場所で異なるので、治療に際して抗生物質（抗菌薬）を選択する際の重要な手がかりとなります。医療・介護関連肺炎は、米国学派ではすでに死語となってい て、市中肺炎と同じグループにまとめた方が治療方針を考えやすいとする意見もあります。

一方、肺炎を起こす病因によって分類することもあります。

❶非定型肺炎

マイコプラズマ、クラミジアなどは肺炎球菌による肺炎などとは異なり、一般的に使用する抗生物質が効きにくいという理由から区別されています。また、以前はここに含まれていたレジオネラ菌の感染は、温泉に行って感染したという人が多かったものです。マイコプラズマ肺炎は、若い世代に多いと考えられていましたが、高齢者にも時々みられます。

❷誤嚥性肺炎

食物の誤嚥により発症する肺炎を指します。特に高齢者では、細菌性の誤嚥性肺炎が問題となります。嫌気性菌による場合と多種の肺炎連鎖球菌、インフルエンザ菌、グラム陰性桿菌、黄色ブドウ球菌などの病原体は、比較的毒性の強い細菌であるため、細菌の量が少なくわずかな誤嚥でも、肺炎を引き起こすといわれています。

●リスクが高い高齢者

糖尿病、ＣＯＰＤや心不全などいくつかの慢性疾患を有する高齢者は、免疫力が大幅に低下しており、その結果、感染症にかかりやすくなります。

一般に高齢者の疾患は症状が乏しく、しかも典型的でなく、複数の慢性疾患が重なった状態で起こります。その典型例が高齢者の肺炎です。例えば高齢者の肺炎は、「発熱はなく微熱に過ぎない」「咳、痰、呼吸困難や胸痛を訴えない」一方で、「パルスオキシメーターで測定した酸素飽和度が90％を切っており、低酸素血症となっている場合」があります。また他方では、高齢者の肺炎が、錯乱状態、転倒、食欲不振などの肺炎らしくない症状と関連していることがあります。

重症度を自覚症状のみで判断することは難しく、胸部Ｘ線画像での所見や、血液検査での炎症所見の強さ（白血球数の増加やＣＲＰ高値）や、肝機能、腎機能などの低下がみられることがあり、入院治療が必要となることが多くあります。

高齢者の場合、血液中の酸素不足など医学的な検査所見だけでなく、入院の決定に重要なその他の問題には、独居であり治療中の社会的支援が必要な場合、認知障害をともなう場合、脱水などがあります。点滴治療が必要、酸素吸入が必要、経口からの食事摂取ができないなど、肺炎の重症度だけにとどまらない判断が必要になることがあります。

●高齢者の肺炎治療

高齢者の肺炎に対する抗生物質（抗菌薬）を選択する場合には、標準的なガイドラインがあります。ただし、介護施設に居住する患者については、メチシリン耐性黄色ブドウ球菌（ＭＲＳＡ）およびグラム陰性菌による肺炎の可能性を考えて選択します。また、加齢による腎機能の低下がある場合では、投与量を調節する必要があります。

酸素欠乏や低栄養、肝臓や腎機能障害がある場合などでは、治療は細やかな方針を立て、これらの全体をサポートしていく支持療法が重要です。抗生物質の投与過程で肝障害が生じ、通常の治療の継続が困難となることも多くあります。さらに治療期間が２週間以上の長期にわたった場合には、筋力の低下など日常の活動性が低下します。

また、肺炎により低下した血中の酸素濃度の改善が遅れ、肺炎は治癒したが酸素吸入が必要となる場合、また、治療中に誤嚥事故が生じないよう入院後の１週間程度の期間、経口での食事摂取を中止せざるを得ない場合も多くあります。これらはいずれも入院期間が延びる原因となっています。

高齢者の肺炎は、治療にもかかわらず高い死亡率を示しています。これは若い世代と比較して抗生物質（抗菌薬）の効果を上げにくいことを示しています。最近フランスのグループが発表した論文は、これを解決してくれる可能性を示すものです。研究は多施設で行い、約８００人の集中治療室で治療を受けた重症の市中肺炎の人たちを2群に分け、一方は従来の治療のように抗菌薬のみで治療し、他群は抗菌薬にヒドロコルチゾン（ステロイド薬。抗炎症作用）を投与。入院28日目、90日目までの死亡率を比較しました。年齢は58歳から77歳で、平均70歳、男性が全体の70％を占めていました。死亡率は、ヒドロコルチゾン投与群で、統計的に有意に低下していました。従来は、重症感染症の治療では免疫能を低下させるという理由でステロイド薬を投与することは避けられてきましたが、これは重症の肺炎に対する新しい治療法の一つとなる可能性があります【19】。

●高齢者の肺炎予防

インフルエンザと肺炎球菌の予防接種は、従来からもっとも重要な肺炎予防戦略でした。肺炎球菌ワクチン接種を受けた患者では、菌血症（血液中に細菌が存在する状態）と肺炎球菌による肺炎の発生率が低下し、肺炎で入院した高齢患者の死亡率が統計的に低くなります。インフルエンザの流行は高齢者では大きく影響し、流行時の罹患率と死亡率が高くなります。新型コロナウイルス感染症はまだ終息の傾向が予想できませんが、一部の研究者は、風土病化し、ある地域では散発的に発症する集団感染がときどき反復して起こるようになると予想しています。高齢者に対するワクチン接種の効果に関する文献は少ないのですが、感染予防となることは確実であり、今後、注視していく必要があります。

●高齢者の誤嚥性肺炎に対する注意

高齢者の誤嚥性肺炎に対する注意点としては、次のものがあります。

・症状が緩やかに発症するので、早期発見が遅れることが多くあります。
・嚥下障害がある場合に起こりやすく、その他の誤嚥の素因となる状態として、薬物乱用、アルコール依存症の場合があります。
・高齢者では歯周病の頻度が高く、口腔内での細菌が増える原因となります。
・腐敗臭のある痰は、口腔内に常在する嫌気性菌による嫌気性感染が疑われます。
・嫌気性菌が関与する肺感染症では、ゆっくり悪化していき、肺膿瘍《のうよう》、壊死性肺炎など重症の感染症を起こしやすくなります。
・誤嚥性肺炎は、従来、嫌気性菌が多いとされていましたが、近年のデータは好気性細菌が優勢であることを示唆しています。嫌気性菌か好気性菌かは、使用する抗生物質（抗菌薬）が異なるので判別は重要ですが、抗生物質の種類を決めることが難しい場合があります。
・高齢化は誤嚥性肺炎にとって重要な危険因子です。背景には、主に高齢化に関連する疾患である脳卒中、認知症、睡眠薬などの投薬による精神状態の変化などがあり、長期療養施設に入院している患者や併存疾患のある患者は特に肺炎にかかりやすくなります。誤嚥を防ぐために、嚥下機能の検査のあと、機能低下がある場合には多くの介入、例えば、体位変換、とろみ食など食事の変更、薬剤投与、口腔衛生、口腔洗浄液の使用、経管栄養などが行われています。

【まとめ】

◎高齢者では、免疫老化、併存疾患、および医療・介護施設などでの共同居住により、感染リスクが高くなります。

◎発熱を含む感染症の典型的な徴候や症状は、高齢者には見られない場合があり、その結果、早期発見が遅れます。

◎重症度に合わせ、高齢者に適切な抗生物質の投与量を決めることが重要です。抗生物質の投与は、加齢にともなう腎機能などの低下を考慮に入れる必要があり、投与量を減らさざるを得ないことがあります。

◎低栄養状態、低酸素状態が持続しやすく、入院期間が長くなります。

◎喫煙者の場合、禁煙は肺炎の予防であり、重症化を防ぐ方法として重要です。

◎季節性インフルエンザウイルスに対しては、毎年のワクチン予防接種が必要です。肺炎球菌ワクチン接種は、65歳以上の全ての患者、および60歳から65歳未満の人で、心臓、腎臓、呼吸器の機能に自己の身辺の日常生活活動が極度に制限される程度の障害や、ヒト免疫不全ウイルスによる免疫の機能に日常生活がほとんど不可能な程度の障害がある患者に適応となります。

◎新型コロナウイルスワクチン接種は、高齢で慢性疾患がある場合には優先順位が高くなります。疑問点があればかかりつけ医に相談しましょう。

⑤間質性肺炎（ＩＬＤ）

●間質性肺炎とはなにか

胸部X線画像で、左右の肺に広い範囲にわたって白く混濁した陰影を起こす病変を見ることがあります。胸部CT画像で見るとさらに細部まで変化した病変を見ることができます。このように画像上で白く混濁した病変を起こす病気を、まとめて間質性肺炎（ＩＬＤ）と呼んでいます。

多くの人が、長く空咳が続く、階段を上るときに苦しくなる、健診で胸部X線撮影を行ったところ異常が指摘されたなどで受診されます。間質性肺炎は、肺の組織が広範囲に炎症、線維化を起こし、呼吸によるガス交換の働きが損なわれてしまうやっかいな病気です。医師にとっても、短時間で患者さんにわかりやすく説明するのは難しい病気です。

間質性肺炎は、さまざまな原因から100分の1ミリといわれる肺胞の壁に炎症や損傷が起こり、壁が厚く硬くなり（線維化）、ガス交換ができなくなる病気です。肺胞が集まる肺の最小単位を小葉といいますが、これを囲んでいる小葉間隔壁や肺全体を包む胸膜が厚く線維化を起こし、肺が膨らむことができにくい状態になります。線維化が進んで肺が硬く縮むと、胸部CT画像では蜂巣状に見られるようになります。さらに最近の研究では、肺胞に連なる細気管支からも線維化が始まる、といわれて注目されています。どのようにして進行していくか、という基礎研究が進む一方、問題点が絞り込まれてきました。

明らかに患者数が増えてきていることに加えて、正確に診断する方法がかなり確立してきた結果、複雑に細分類されてきています。さらに最近、治療法として肺移植や抗線維化薬が一部に使用され、効果を上げています。

間質性肺炎が注目されるようになったのは、いまから70年くらい前です。さらに、本格的な研究が開始されて50年くらいたちます。これまでは、治療薬はないとされていましたが、最近では一部ですが、進行を止めたり、回復させたりすることができるようになりました。そして、治療薬が効く場合と効かない場合を厳密に区別する必要が出てきました。

●間質性肺炎を疑う場合はどんな時？

次の１～５のうち、複数当てはまる場合、呼吸器医は間質性肺炎（ＩＬＤ）の可能性を疑います。

1	長い階段を上る時などにこれまで経験したことがないような息切れがあり、しかも日ごとに悪化している。空咳が頻回に出るようになった
2	関節の痛みや皮膚の変化など、膠原病を疑うような全身にわたる症状がある
3	若い頃にアスベストを使うような仕事に就いていた、あるいは炭鉱などで働いていたことがある
4	胸部Ｘ線画像、ＣＴ画像で異常があると言われた
5	呼吸機能検査では、肺の容積が健康な同性同年齢者と比較すると小さくなっている

さらに、診断にあたっては胸部X線画像、詳しい経過、身体の診察などの情報を合わせて詰めていきます。その際、次の項目が重要になります。

- 喫煙歴があるか
- 血縁関係のある家族内に過去に間質性肺炎だった人はいないか
- 関節炎など全身的な症状をともなっていないか
- 粉塵、ガス、化学物質を扱う職場で働いていたことはないか
- 鳥を飼っているか、羽毛の布団を使っていないか、エアコン、加湿器、ホットタブなど機器内のカビの可能性はないか

特有の症状は長く続く空咳です。痰がたくさん出る場合は他の病変を疑います。

医師が最初の診察で重要視するのは次の3点です。

①指の先に変化がみられるか。手指の先で爪の生え際がもり上がり太鼓のバチのようにみられる。

これは、必ずしも肺の病気だけでなく心臓病や炎症性の腸の病気でもみられますが、間質性肺炎の診断では重要な所見です。強い変化は、通常、病気が進んだ状態を示します。

②胸部の聴診で健常者では聴かれないベルクロ音が聴かれるか。

ベルクロ音はマジックテープの製造会社の名称に由来するものですが、パチパチ音とも表現されます。

医学用語ではクラックルと呼ばれますが、典型的には肺の基部（いちばん下）の背中で多く聴かれます。診断の見当をつけるには大変便利です。Ｘ線画像で異常が指摘できない早期の病変が聴診でパチパチ音として聴かれることがあり、早期診断の根拠となることがあります。

③肺以外の全身にわたる病変はないか。

脱毛症、皮膚の変化、指のこわばり感、冷たい水につけたときに指の先が白く変わるレイノー症状など、多種が知られています。膠原病など全身性の病気の症状の一つとして間質性肺炎がみられることがあります。

その結果、間質性肺炎が強く疑われる場合には、各種の血液検査でさらに詰めていきます。

以上のプロセスを経て、さらに肺機能検査、血液検査の情報、高分解能コンピュータ断層画像（ＨＲＣＴ）など、いままでの検診時の胸部Ｘ線画像の変化からなる経過を参考に診断を行います。なかでも経過を追って変化がみられるのが血液所見です。ＫＬ‐６、ＳＰ‐Ｄ、ＳＰ‐Ａ、ＬＤＨなどの値を参考にします。簡便に実施できる６分間平地歩行テストも重要な検査です。治療方針を決める上で必要な場合は、外科的な肺生検で病理組織を確認します。

●間質性肺炎の研究の歴史

間質性肺炎の分類は複雑です。そのおおもとは、米国の病理学者リーボウの研究です。リーボウは、多くの呼吸器専門医と細かく連絡を取りながら、患者がどのように悪化したか、その治療はどうだったかなどの情報と、主に死亡後の肺の病理組織を対応させ、間質性肺炎のパターン化に成功しました。収集した症例は1万例を超え、症例ごとに主治医と交わした情報は、彼が研究生活を過ごした米国サンディエゴ大学に、いまでも大切に保存されています。

近年になり高解像度を有する胸部CT画像が収集され、さらに厳密な分類が進みました。背景には新しい治療薬の展望が見え始めたことがあります。

間質性肺炎（ILD）を複雑にしているのは、膠原病と呼ばれる関節リウマチ、全身性強皮症などに間質性肺炎が合併することです。さらに、さまざまな薬剤の副作用で発症する間質性肺炎が明らかになってきたこともあります。膠原病の治療は、長らくステロイド薬、免疫抑制薬が中心でしたが、最近では分子標的薬とよばれる新しい薬が使われるようになっています。治療を複雑にしているのが、一方の間質性肺炎には効果があるが他の間質性肺炎は悪化させる場合があるという事実です。したがって、ステロイド薬、免疫抑制薬、抗線維化薬、生物学的製剤など治療薬が多種類になった分だけ、使い分けが難しくなりました【20】。

ほとんどの間質性肺炎が高齢者に頻度が高いことも、治療薬の判断を難しくしています。治療の目標は、呼吸機能を維持すること、あるいは回復させること、同時に息切れや高度の咳込みが起こらないよう、さらに血液の酸素不足による障害が起こらないような治療計画を立てます。治療の方針では、まず完全禁煙、呼吸リハビリテーション、必要なワクチン接種、酸素療法など基本的な治療方針がきちんと行われたうえで薬物治療を検討します。

●間質性肺炎の分類～特発性間質性肺炎と特発性肺線維症

前述の米国の病理学者リーボウが進めた研究により、原因不明であった間質性肺炎（ILD）を病理組織の所見から５つのグループに分類できることが１９６７年に発表されました。その発表では、分類はあくまで結果論であり治療方法の違いを示すものではないと断っています。５つの中で頻度が多いのは、通常型間質性肺炎（ＵＩＰ）です。米国のクリスタルらによる臨床経過と開胸肺生検の結果から、ＵＩＰに対して、臨床医側からの提案として、特発性肺線維症（ＩＰＦ）という名称が与えられています。２０１８年には、この名称が日本呼吸器学会を含む国際学会で正式にガイドラインとして認められました。

特発性肺線維症を診断する決め手は、病理組織データです。近年、胸部ＣＴなどの画像診断は著しく進歩しています。現在では、難しい判断が必要な場合には、臨床医、画像診断医、病理医が合同で討論して結論を出すことがすすめられています。

間質性肺炎の中で、原因が特定できないものを総称して「特発性間質性肺炎（ＩＩＰ）」と分類されます。「特発性」とは発症の原因が不明という意味です。その中に「特発性肺線維症（ＩＰＦ）」が含まれますが、80～90％ともっとも多くを占めています[21]。

●間質性肺炎の治療

間質性肺炎（ＩＬＤ）では、これまでは治療薬がなく、時には特発性肺線維症（ＩＰＦ）に対して大量のステロイド薬が使われることもありましたが、現在では経過や検査所見から特発性肺線維症（ＩＰＦ）の診断を確認して、治療薬（抗線維化薬）の投与を開始するようになってきました。

特発性間質性肺炎（ＩＩＰ）は原因を特定し得ない間質性肺炎の総称として、国の「指定難病」に指定されています。難病指定医から特発性間質性肺炎と診断された人のうち、重症度分類がⅢ度以上に当てはまる場合は、審査を経て医療費の補助が受けられます。申請は、難病指定医による「臨床調査個人票」を含む書類申請が必要です。

●発症の頻度

労作時の息切れなどの自覚症状をともなって医療機関を受診される患者さんは、10万人あたり10～20人といわれていますが、診断されるにいたっていない早期病変の患者さんはその10倍以上はいる可能性が指摘されています。

わが国における特発性肺線維症（ＩＰＦ）の発症率と有病率については、「厚生労働科学研究難治性疾患研究事業びまん性肺疾患に関する調査研究班」により報告されています。難病情報センターによる特発性間質性肺炎（指定難病85）によれば２００３年から２００７年までの北海道での全例調査では、特発性肺線維症（ＩＰＦ）の発症率は10万人対２・23人、有病率は10万人対10・０人でした。国内で病型が確認できた特発性間質性肺炎症例のうち、特発性肺線維症の患者さんが62％ともっとも多く、特発性非特異性間質性肺炎が15％、特発性器質化肺炎が12％ほどです。ただし症状が軽いために認定基準の重症度を満たさない多くの患者さんを入れると、この比率も変わってくることが予想されます。また、近年の諸外国での疫学調査では、特発性間質性肺炎の患者数の増加が示されています。先の疫学調査の結果は、20年近く前の調査結果で治療薬がなかった時代のデータです。できるだけ新しいデータがほしいところです。

他方、北米、欧州では人口10万人あたり３～９人ですが、報告によっては10～60人と大きなばらつきがありました。地域差が大きい疾患として知られていますが、厳密に診断できるかどうかの医療レベルを反映しているとも考えられています。年々増加傾向にある一方、診断を確定するまでに諸検査が必要であり、治療薬も高額なため、結果的に治療費が高額になることが多いといえます。

米国では、間質性肺炎のうち、慢性過敏性肺炎は20％を占めています。原因はカビや羽毛などで、その曝露により起こります。その他には、膠原病に関連した間質性肺炎が20％、炭鉱などで有害な物質をくり返し吸入して起こる塵肺症が10％、その他が10％を占めます。

間質性肺炎（ＩＬＤ）は、原因や検査結果、経過などで細分類、細細分類していくと、病名は１００種類を越えるのではないかといわれます。前述の特発性肺線維症（ＩＰＦ）の対極にあるのが、カビなど特定の物質を吸うことによって発症する過敏性肺炎です【22】。後者はくり返し起こすことにより肺組織の線維化が進み、進行した慢性過敏性肺炎では、胸部高分解能ＣＴ画像などの所見でも両者の区別が困難なことがあります。治療法が異なるという点で両者の区別が重要ですが、ときに難しいことがあります【23】。

●間質性肺炎の多くを占める特発性肺線維症と過敏性肺炎について

❶高齢男性に多い特発性肺線維症

喫煙歴がある50歳から70歳までの男性にもっとも多くみられますが、近年、女性の患者が増えてきています。これは女性の喫煙者の増加と関係しているとみられています。

さらに注目されるのは、先の高分解能ＣＴ画像の所見で肺の上部には肺気腫がみられ、下部には線維化が進んでいる患者さんを診る機会が増えてきたことです【24】。

●特発性肺線維症の機序

現在までの研究で、考えられているメカニズムは次の通りです。まず、肺胞の壁を構成する上皮細胞の老化に加えて、くり返された上皮損傷が加わります。これに対し、肺胞では異常な修復過程が起こります。肺胞の壁では筋線維芽細胞が増殖し、これによるコラーゲン、エラスチンなどの線維成分の過剰産生が起こり、結果として肺胞の壁が厚くなります。これはいまから数十年前、私が大学院生の頃の研究テーマでした。マウスに実験的な間質性肺炎を作製し、超微細な構造の進み方を電子顕微鏡で研究していました。現在では、これら全ての過程で、細胞や細胞の間を埋める物質、免疫反応など多彩な機序が明らかになりつつあります。肺胞の壁が厚くなると、酸素を取り入れ二酸化炭素を排出するガス交換が障害され、血液中の酸素が低下します。

●誘因として考えられること

高齢、男性、喫煙歴ありの場合、発症の頻度が高くなります。その他の誘因では胃食道逆流症、閉塞性睡眠時無呼吸症候群、大気汚染、ヘルペスウイルス感染、職業的な有害物質の曝露などが考えられます。特に胃食道逆流症は併発頻度の高い病気なので、因果関係が注目されています。ただし、胃食道逆流症だけを治療しても特発性肺線維症（ＩＰＦ）を改善させるかどうかは不明です。

他方で誤診されて、ステロイド薬や免疫抑制薬を投与されることがあります。治療が不適切であることが少なくないという指摘もあります。

●日常生活の注意

禁煙とともに、過労・睡眠不足など体に対する負担を減らすような生活を心がけます。過食・体重増加は呼吸困難を増強する可能性があり、適正体重を保つことも重要です。一方、間質性肺炎が進行すると体重が減少し、経過が不良となることから、バランスのとれた食事によって体重を維持することが必要です。また、感染予防は極めて重要です。間質性肺炎の急性増悪は上気道感染（風邪のような症状）がきっかけとなることも多いので、外出時のマスク着用や手洗い、うがいの励行、感染症対策としての各種予防接種が重要です。

●特発性肺線維症に対する薬物治療

薬剤については、ニンテダニブ（商品名オフェブ）、ピルフェニドン（同ピレスパ）の2剤が使われています。臨床試験では、両者とも1年間で肺活量の低下率を約50％遅らせる効果が証明されています。また、急性増悪などの重大な悪化の軽減、入院が必要となる状態の回避、死亡率の低下が証明されています。しかし、各薬剤の費用は高額です。特発性肺線維症に対しては現在、臨床試験が進行中の薬剤が10種近くあります。

●特発性肺線維症に対する非薬物的な治療

薬物以外の治療もとても大切です。まず喫煙者では、完全な禁煙が必要です。また、ワクチン接種（新型コロナウイルスワクチン、肺炎球菌ワクチン、インフルエンザワクチン）など定期的に接種すべきワクチン接種は実施しておきましょう。

また、診療ガイドラインでは酸素療法を強く推奨しています。酸素吸入により労作時の息切れを改善し、運動能力を改善できます。安静時または睡眠中にパルスオキシメーターで酸素飽和度が88％以下となる場合には、在宅酸素療法が必要となる可能性が高いです。酸素療法の必要性は、動脈血のガス分析、6分間平地歩行テスト、夜間就寝中の酸素モニターなどで、総合的に判断します。

呼吸リハビリテーション（一定のプログラムに従い専門職が行うもの）は、特発性肺線維症（ＩＰＦ）患者の運動能力と健康関連のＱＯＬを改善することが判明しています。

肺移植という手段もあります。米国では毎年２０００例以上の肺移植が実施されていますが、その半数がＩＬＤに対するもので、厳密に決定して実施した肺移植では、特発性肺線維症（ＩＰＦ）患者の66％が移植後３年以上生存し、53％が５年以上生存しています【25】。両肺移植は55歳未満、片肺移植は60歳未満となっています。

●咳止めについて

体力を維持し、生活の質を維持するために、咳止めは重要です。

現状は次のとおりです。

①特発性肺線維症（ＩＰＦ）の咳を治療するためのいくつかの可能なアプローチがありますが、どれも普遍的な効果はありませんでした。

②サリドマイドの投与試験により、特発性肺線維症（ＩＰＦ）患者の咳を改善することが判明しています。

③選択的Ｐ２Ｘ３受容体拮抗薬であるゲーファピキサント（商品名リフヌア）は、原因不明の咳を抑えま

す。２０２２年より、わが国で使用可能となっています。適応は「難治性の慢性咳嗽《がいそう》」とされています。

●特発性肺線維症の予後

特発性肺線維症の予後はあまり良くありません。米国の65歳以上の成人の生存期間中央値は３・８年ですが、実際には、診断されてから5年以上の生存は稀ではありません。多くの患者は、進行性の慢性呼吸不全（低酸素血症）で死亡します。年間、約10～20％が急性増悪を起こし、低酸素性の呼吸不全の悪化、胸部ＣＴでの悪化像が見られます。悪化は、細菌感染、逆流した胃液などの吸引、薬物の副作用などによって引き起こされる可能性があります。急性増悪の大多数は、急性呼吸不全で死亡します。ガイドラインでは、ステロイドの投与は積極的には推奨していません。特発性肺線維症では、静脈血栓塞栓症、肺がん、および肺高血圧症のリスクが高くなります。特に肺がんが多発することもあります。これは次に述べる過敏性肺炎でも同様です。

❷過敏性肺炎

過敏性肺炎（ＨＰ）は、発熱や咳などかぜによく似た症状で始まり、急性では、半日もたたないうちに症状が急速に悪化していく厄介な病気です。過去30年間の統計では増加傾向にあります。胸部Ｘ線画像では、両側の肺に肺炎を疑わせる影が出現してきます。このような経過はデルタ株流行の頃の新型コロナウイルス感染症によく似ており、紛らわしいという点では鑑別が重要な病気です。

多種の抗原を吸入することにより肺内の広い範囲にわたり免疫学的な異常を起こし、発症します。曝露の頻度、期間、強度、および疾患の期間に応じて、急性、慢性（あるいは亜急性）に分類されます。抗原は３００を超える物質が誘因として同定されていますが、そのうち農業、鳥、および汚染水を通じて遭遇する抗原が症例の約75％を占めます【26】。

●急性過敏性肺炎の特徴

肺炎、ウイルス性肺炎と混同されることがあります。特に、新型コロナウイルス感染症との鑑別が必要です。抗生物質は効果がみられませんが、初期に肺炎と誤診され投与を受けることがあります。症状は、発熱、悪寒、倦怠感、吐き気、咳、胸部圧迫感、喘鳴のない呼吸困難の突然の発症（曝露後４〜６時間）が特徴です。喘鳴はほとんどありません。

発症原因となる抗原を除去することで、症状は12時間から数日以内に鎮まり、臨床初見およびX線所見も数週間以内に改善します。抗原への再暴露により再発することもあり、早期発見、早期治療が重要です。

●慢性過敏性肺炎の特徴

治りにくい咳、呼吸困難、疲労感、体重減少などの症状があります。通常は急性エピソードのくり返しが多いのですが、その病歴がない場合もあります。進行すると、指先の爪の根元が盛り上がるバチ状指がみられることがあります。また、先述の特発性肺線維症との鑑別が難しくなることがあります【27】。

【まとめ】

◎間質性肺炎（ＩＬＤ）と総称される、肺に広い範囲で起こる疾患は、診る側の医師の役割が極めて大きい病気です。既知の原因に関連するものと特発性と呼ばれる原因不明のものに分けられます。さまざまな感染プロセス（例＝非定型細菌性肺炎、ウイルス性肺炎、真菌性肺炎）により、間質性肺炎（ＩＬＤ）

に類似した胸部X線画像の陰影が生じることがあります。

◎疑うケースとしては、通常、労作にともなう進行性の息切れ（呼吸困難）、持続的なから咳、または膠原病があるかどうかです。膠原病が原因の場合には、両方の治療を進めることがあります。

◎初期評価では、過去の病歴を注意深く記録することが重要です。喫煙歴、薬物使用、職業的および環境的暴露の有無、間質性肺炎（ＩＬＤ）の家族性発生にも注意を払います。

◎身体所見でいくつかの特徴があります。背部の聴診で聴かれる、マジックテープを剥がす音と表現される「ベルクロ音」は、ほとんどの間質性肺炎（ＩＬＤ）で聴かれます。バチ状指は、一部の間質性肺炎（特発性肺線維症、石綿肺）では一般的にみられ、他の間質性肺炎（サルコイドーシス、過敏性肺炎、肺ランゲルハンス細胞組織球症）ではまれです。

◎患者の評価に役立つ診断検査がありますが、段階を踏んで患者負担が少ないものから実施されます。血液検査、胸部ＣＴなどの画像検査、肺機能検査、さらに気管支肺胞洗浄、肺生検などへ進みます。

◎特発性肺線維症で進行性の線維化をともなう間質性肺炎には、治療薬（抗線維化薬）が使われています。特発性肺線維症と類似の病変にも有効であるという臨床試験の結果が発表されています。薬以外では、呼吸リハビリテーションや酸素吸入療法があります。

◎高齢で薬物治療による改善が期待できない場合には、快適にしかも長生きを目標にした対症療法を重視します。

❻肺結核と非結核性抗酸菌症

●肺結核とは

肺結核は、わが国では1950年代までは最重視される呼吸器感染症でした。結核の撲滅こそが、呼吸器医を目指す多くの若手の医師たちが共通にもつ目標とされていました。欧米では比較的早い時期に抑え込みに成功していましたが、わが国では最近まで手こずっていました。撲滅の背景には、BCGワクチンや抗菌薬の普及、地域の保健師らによる個別の服薬指導などがあり、わが国でも患者は激減しました。

●ようやく低蔓延国となった日本

厚生労働省は、国内で2021年度に結核との診断を受けた患者数は約1万1500人で、人口10万人あたりの新規患者数を示す罹患率は9・2人だったと発表しました（2022年8月30日）。WHO（世界保健機関）の分類では、低延蔓延国の基準は罹患率10人以下であり、1951年からの統計で初めて10を切り、ようやく低蔓延国となりました。

結核は、江戸時代には労咳《ろうがい》の名で知られていました。明治から戦前までは国民病と呼ばれ、20世紀の前半では人口10万人あたりの年間死者が200人を超えた状態が続いており、戦前の1943年には最多の約17万人が死亡しました。他方、欧米では、18世紀半ばのロンドンではピーク時には人口10万人あたりの年間死者が1000人近くになるほどでしたが、数十年から100年くらいの間で次第に終息しました。19世紀には西ヨーロッパ、次いで米国の大都市などでいずれもピーク時に人口10万人あたり年間数百人の死者を出していました。欧米の先進国がいずれも早くから低蔓延国になっていたのに対し、わが国がようやくそのレベルに達したわけです【28】。

結核は、薬物治療を開始するという段階で地域の保健所へ届け出ることになっているため、正確な感染者数が把握できます。そこでわかるのは、高齢患者の比率が高いことです。２０１９〜２０２０年の全国調査では、60歳代の割合は10・２％、70歳代が19・４％で80歳以上は41・７％に達していて、実に60歳以上が約70％を占めています。治療薬があるとはいえ、年間１８００人余りが死亡しています。これは、正岡子規や石川啄木のような若い世代が犠牲になった時代の結核とは明らかに異なり、高齢者の呼吸器感染症となっています。患者の多くを占める高齢者は症状が出にくく、検査や治療が遅れがちです。寝たきりで訪問看護を受けていた患者が重症の肺結核であった、という例があります。若い世代と異なり高齢患者では特に注意が必要であり、その治療管理が難しいことが多いのです【29、30】。

●肺結核の症状

医療機関への受診理由では、自覚症状、健康診断における異常所見、結核発病者との接触歴などが挙げられます。なかでも自覚症状が発見の動機となった例が多いようです。

結核の全身症状は、発熱、寝汗、全身倦怠感、体重減少などで、結核に特有といえるものはありません。さらに咳、痰や血痰・喀血、息切れなどの症状では、肺がんなど他の呼吸器疾患との鑑別が困難なことも多くあります。

また、肺結核の頻度が圧倒的に多くても、肺以外の臓器への結核感染もあります。これは肺外結核といわれますが、侵される臓器によりさまざまな症状を現します。例えば、正岡子規を苦しめた脊椎カリエスにおける腰痛などです。

●診断の進め方

肺結核を疑った場合、胸部X線、胸部CTなどの画像検査を行います。肺結核の好発部位は、肺尖部《はいせんぶ》と呼ばれる上部と、肺の中でも換気が悪い中葉と呼ばれる部分です。気道に沿った小粒状影、結節影、浸潤影、空洞影などの典型例と言われる所見があれば疑われます。しかし、栄養状態が低下し他の疾患がある高齢者や、関節リウマチなどを免疫抑制薬で治療中の人など、結核の発病リスクが高い患者の場合には、細菌性肺炎と同時に肺結核を常に疑う必要があります。

高齢者の胸部CT画像では肺気腫や間質性肺炎をともなっていることがあり、判断が難しいことがあります。また肺がんの可能性もあります。

結核が発症しているかどうかの確定診断で、もっとも重要となるのが細菌学的検査です。くり返し痰を調べることや、結核菌が酸度の強い胃液中でも生きていることを利用して、空腹時に胃液を採取し、抗酸菌の有無を顕微鏡でみる塗抹法、培養法を行います。

痰や胃液から結核菌が証明され、さらに採血して結核菌核酸増幅検査法と呼ばれる「T－SPOT」検査で、結核菌特異的インターフェロン－γ《ガンマ》の産生能が陽性であれば、それまでに肺結核の感染があったことを示唆し、診断の一助となります。

●薬物治療

診断が確定し、治療を開始すると同時に医師は地域の保健所に報告することになります。重症で痰の中に多量の菌が出ている場合や、全身の状態が悪い時は入院が必要となります。

保健所では、重症度にもよりますが、保健師が訪問して日常生活での注意を教えてくれます。また、治療薬の選択が適切であるかどうかについても指示することがあります。わが国ではこのような細かな指導、管理を行うことによって、ようやく低蔓延国入りしたといえます。

抗結核薬の種類は限られており、また投与の量も経験的に決められているので、それに沿って治療を開始します。

●高齢者の肺結核

高齢者の結核の特徴は次のように説明されています。

- 高齢者は結核にすでに感染している率が高く、加齢にともなう免疫低下や合併症などにより発病する危険性が高くなります。また外因性の再感染による発病の可能性も高いと考えられています。すなわち、新しく感染する場合と、古い結核が栄養不良などで再度、悪化してくる場合があります。
- 高齢者結核患者の多くが、咳や痰などの呼吸器症状に乏しい、空洞性病変（肺の一部が壊れて穴があき、その穴を囲む壁が厚い状態）が少ないなど、典型的な症状が見られないことが多く、診断が遅れることがあります。これは医療者側の問題です。
- 抗結核薬による副作用の出現率が高く、他の疾患と共存することも多く、標準的な内服治療が行えないことがあります。

・発見の遅れや基礎疾患の影響により死亡率も高くなっています。高齢者については、特徴的な症状や所見を認めなくても結核がある可能性があり、早期発見することで、重症化の予防、感染拡大を防ぐことが大切です。

【表4】結核感染者における発病リスク要因

対　象	発病リスク（※）
HIV/AIDS	50-170
臓器移植（免疫抑制薬使用）	20-74
珪肺	30
慢性腎不全による血液透析	10-25
最近の結核感染（2年以内）	15
胸部X線画像で線維結節影（未治療の陳旧性結核病変）	6-19
生物学的製剤使用	4.0
副腎皮質ステロイド（経口）使用	2.8-7.7
副腎皮質ステロイド（吸入）使用	2.0
その他の免疫抑制薬使用	2-3
コントロール不良の糖尿病	1.5-3.6
低体重	2-3
喫煙	1.5-3
胃切除	2-5
医療従事者	3-4

※発病リスクはリスク要因のない人との相対危険度

【『潜在性結核感染症治療指針』（日本結核病学会予防委員会・治療委員会）より抜粋】

●治療での問題点

次のようなことが、治療が進まない問題点です。

・高齢で全身状態が悪く、訪問診療（在宅医療）を受けている場合があります。特に若い頃に肺結核治療を受けた人は、高齢で低栄養となったため再び悪化する場合があります。
・結核発症のリスク因子（【表4】参照）。
慢性の病気が複数あることが多くあります。さらに重症の糖尿病や腎透析などの合併症があったり、抗がん剤や関節リウマチなどでの生物学的製剤を使用している場合は、発病を起こしやすいとされます。
・認知症などで意思の疎通が難しく、自覚症状を表現できない場合も多くみられます。
・慢性的に痰や咳などの呼吸器症状を有していることも多く、正確な診断が難しくなります。
・適切に検査ができない場合は発見の遅れにつながります。
・在宅ケアの提供などでは複数の医療関係者が関わっていることが多く、情報の共有がなされていないことがあります。
・「急速な悪化」、「全身衰弱」、「肺機能の高度な低下」は、死亡原因では同じ割合となっています。このことは、高齢者にみられる結核以外の慢性の呼吸器疾患での死亡原因と類似しています。

●肺結核について患者として知っておくべき情報

次の点に留意してください。

- 診断が確定した理由と、これからの治療の内容
- 結核の正しい知識や家族に必要な感染予防の方法
- 服薬の必要性、服薬支援について。通常の薬が効かない耐性菌や治療期間、治療後の再発などの正確な情報
- 薬の副作用と発現時の対応について
- 経過で行うべき検査について
- 医療機関から保健所に発生届が提出されていること
- 保健所の役割、保健所との連携（療養支援のため、保健所から本人または家族に連絡がくること、治療経過や服薬状況などの情報交換等）について知っておくこと
- 感染した人の痰に結核菌がみられる排菌者の場合には、必要に応じ接触者の検診が実施されること
- 結核医療費には公費負担制度があること
- 痰の中に結核菌が見られる場合には、結核病床のある病院へ入院となること

●非結核性抗酸菌症（肺ＮＴＭ症）とは

結核が制圧されてきましたが、それと対照的に増加を示しているのが結核菌とよく似た種類の非結核性抗酸菌症です。抗酸菌とは、結核菌群と非結核性結核菌群（非結核性抗酸菌）に分けられ、後者による病気が非結核性抗酸菌症です。ＮＴＭとまとめて呼ばれ、結核菌やライ菌を除くマイコバクテリウム種と呼ばれる菌の全体を指す名称です。結核菌が哺乳類のみに生息する菌であるのに対し、ＮＴＭは自然界に広く分布している菌で、土壌や水中に生息する菌群であり、予防策が難しいとされます。

肺ＮＴＭ症の診断は、肺結核が結核菌の証明で確定したのに対し、環境中に常在する菌であり、患者から検出されてもただちに悪さをしている病原菌と断定できない難しさがあります。現在では、ＮＴＭは全ゲノム配列決定を含む分子同定技術により、約２００種類が同定されていますが、臨床的にはどれもまとめてＮＴＭと呼ばれることが多くあります【31】。

ＮＴＭ感染はいろいろな臓器に病変を作りますが、患者の約90％は慢性の肺感染症です。肺結核のほうは治療や管理方法が明確となっていますが、ＮＴＭは近年になっても不明の点が極めて多く、しかも他の呼吸器疾患と重なることが多いので、呼吸器科医を悩ます病気です【32】。

主にMycobacterium avium complex（肺ＭＡＣ症）、Mycobacterium kansasii（M. kansasiiと略す。肺カンサシ症）の感染が多く（後述）、肺ＮＴＭ症の80％は肺ＭＡＣ症が、10％は肺カンサシ症が占めています。

●肺MAC症の特徴

肺MAC症の症状と徴候はさまざまです。特有なものはありませんが、先に述べたCOPDや気管支拡張症などに併発することもあるため、症状はそれらの影響を大きく受けます。

空咳や痰、疲労感、倦怠感、衰弱、呼吸困難、胸部不快感、および場合によっては喀血がみられることがあります。発熱と体重減少は、典型的な結核患者よりも頻度は少なくなっています。

臨床症状は、次の2つで異なります。

❶COPDなどの呼吸器疾患がある場合

中高年の男性に多く発生します。咳、体重減少、胸部X線画像で上葉の浸潤や空洞をともないます。この点は肺結核に類似していますが、症状は結核よりも軽症です。比較的緩やかに進行する性質のため、診察時に胸部X線画像で非常に大きな空洞や肺の広範囲な破壊がみられることがあります。結核の治療後や間質性肺炎、COPDに合併することがあります。

❷呼吸器疾患の既往がない患者の場合

胸部X線画像を撮ると、気管支拡張症と一致する異常がみられる50歳以上の非喫煙女性での発生が多くみられます。このような患者さんでは通常、数年にわたる進行性の呼吸器症状があるにもかかわらず、検査により気管支拡張症が確認されていないため、原因が究明されないまま呼吸器感染症をくり返し再発しています。

典型的な症状は、痰の変化をともなう数年にもわたる持続性の咳で、時には体重減少もみられますが発熱はありません。以前は比較的良性に進行すると考えられていましたが、近年になり、この病気の深刻な性質が明らかになりました。

肺ＭＡＣ症で、痰の培養検査で陽性が持続する患者さんは、Ｘ線画像での悪化、肺機能検査の数値の低下が進みます。このような肺ＭＡＣ症では、患者は背が高く痩せている傾向があり、漏斗胸、脊柱側弯症、および心臓の僧帽弁逸脱の可能性が高いことが注目されています。肺ＭＡＣ症を起こす素因や潜在的な理由はまだ不明です。いくつかの遺伝子変異が肺ＭＡＣ症の素因となることが示唆されています。

●肺カンサシ症の特徴

M. kansasii（肺カンサシ症）は通常、肺結核とほぼ同じ症状がみられますが、発熱は少なくなります。古い研究では、胸部Ｘ線画像で85〜95％に空洞が認められると言われています。空洞は結核よりも壁が薄く、周囲の実質浸潤（病変の広がり）が少ない傾向があり、胸部Ｘ線やＣＴ画像の所見から両者が区別できることがあります。厳密には、痰などから菌を検出することで診断が確定します。肺カンサシ症は、先行した病変がない若年者や中年男性に多く（30〜40歳代にピーク）、製鉄業などの金属粉塵曝露者に多い傾向があります。胸部Ｘ線画像では壁の薄い空洞がみられ、右側肺の上部に多く、左肺の3倍以上の頻度になります【32】。

もっとも一般的な症状は、胸痛、咳、喀血、発熱、寝汗です。

●非結核性抗酸菌症（肺NTM症）の治療

・結核の治療薬を含め3種類から4種類と多くの薬剤が必要であり、菌種や、より重症の場合には、週に2～3回の注射の併用を必要とすることがあります。
・適切な治療期間は明確に決まっていません。海外のガイドラインでは痰から菌が証明されなくなってから1年以上の治療を推奨しています。
・治療が有効かどうかは症状や画像所見の改善、痰からの菌量など総合的に判断します。痰から菌が出なくなることが重要な治療効果の指標とされていますが、治療効果がある患者さんで約60％と報告されており、決して治療効果は高くありません。最近、難治性の場合に自宅でネブライザーで吸入薬を使う治療が開始されています。

【まとめ】

◎NTMは、結核菌やライ菌に属するもの以外の抗酸菌種です。NTMは一般に水たまりや土壌など環境中に普通に見られる細菌です。従って、予防対策は難しいものになります。
◎特に基礎となる呼吸器疾患があるかどうかにかかわらず、主に肺MAC症、肺カンサシ症による感染が多くみられます。
◎肺NTM症の中でも肺MAC症は、世界中でもっとも一般的な呼吸器疾患の原因となっています。肺

ＭＡＣ症の症状と徴候はさまざまで、特異なものはありませんが、咳（乾性または痰をともなう）、疲労、倦怠感、脱力感、呼吸困難、胸部不快感、および場合によっては喀血があり得ます。

◎中高年以上の男性でＣＯＰＤなどの基礎疾患を有する喫煙者、または以前に気管支拡張症があった場合に、肺ＭＡＣ症が合併症となりやすいとされます。

❼中高年の閉塞性睡眠時無呼吸症候群

●どのような病気か

睡眠時無呼吸症候群（ＳＡＳ）は、閉塞性と中枢性に大別されます。閉塞性睡眠時無呼吸症候群（ＯＳＡ）は、わが国でも新幹線の運転士の居眠り事件などから注目されるようになりましたが、歴史的には肥満者の多い欧米が出発点です【33】。

肥満が多い中年世代に特有な病気とみなされがちですが、高齢者に多くみられる疾患であり【34】、心血管病変、脂肪肝など多種の病気の発症に関わっています。なかでも、近年、高齢者で注目されているのが認知症の原因としてのＯＳＡです。ＯＳＡは、予防できる認知症の原因として注目を集めています。また高齢者は寝つきが悪い、夜中に目が醒めやすい、という人が多くみられます【35】。

寝ている間も休まずに呼吸するよう脳から指令が出ていますが、これが少なくなって呼吸が停止するのが「中枢性睡眠時無呼吸症候群（ＣＳＡ）」であり、ＯＳＡとＣＳＡは区別して治療方針が立てられます。

不眠症は中高年の人たちが受診するきっかけの中でもっとも多い症状の一つとして知られています。

問題点の一つは、睡眠は生体では、高度にコントロールされた生物学的な刺激伝達作用です。しかし、希望の時間に眠りに落ち、途中の覚醒なしに維持する能力は極めて脆弱とされており、多くの要因の影響を受けることがあります。とくに中高年では不安定になることが知られています。思うように寝つけない、眠りが浅い、など睡眠障害の訴えはしばしば聞きます。

二つ目は、呼吸器疾患の中では喘息のように夜間睡眠中に発作を起こして苦しくなる、あるいは咳き込みや痰が多くて熟睡できない、など昼間よりも夜間に苦しくなる場合があります。日中の受診の際には症状が治まっていることがあるので、夜間の状態の確認は呼吸器の医師にとっては重要な確認事項の一つです。

三つ目が、中高年の人たちで問題となることが多い閉塞性睡眠時無呼吸症候群です。

●どのような症状があるか

次のような症状があります。

- ・大きないびきを不規則にかく
- ・昼間に眠くなる
- ・睡眠時間が長いのに爽《さわ》やか感が少ない
- ・座りがちな生活では疲労感が強くなる
- ・夜間にトイレの回数が多い夜間頻尿は、ＯＳＡに関連する一般的な症状として知られている

・睡眠中に歯ぎしりや喘《あえ》ぎ呼吸がある
・朝、起きた時に口内の乾燥感が強い
・起床時に頭痛がある

患者さんの傾向は次のとおりです【36】。

・BMIが30以上の肥満がある
〔※BMI＝体格指数。体重（kg）÷（身長×身長）（m）。ただし、日本人では肥満がなくとも小顎の人はリスクが高い〕
・脂肪肝がある
・口を開けて観察すると喉の中が狭く見える
・首回りが太い
・最近、妊婦のリスクが指摘されている

簡便にスクリーニングする方法として、「エプワース眠気尺度」（Epworth Sleepiness Scale：ESS）という質問票が使われています。ESSスコア（【表5】参照）が11を超える場合は、異常な眠気を示しており、さらなる検査を受ける必要があります。ESS以外にも、スタンフォード眠気スケール（SSS）、研究目的のオスラーテストなどがあります。

【表５】エプワース眠気尺度（Epworth sleepiness Scale;ESS）

・あなたの最近の生活の中で、次のような状況になると、眠くてうとうとしたり、眠ってしまうことがありますか？
・質問のような状況になったことがなくても、その状況になればどうなるかを想像してください。

	眠くなることが多い	時々眠くなる	まれに眠くなる	決して眠くならない
1．座って読書をしている時	3	2	1	0
2．テレビを見ている時	3	2	1	0
3．人の大勢いる場所（例えば会議中や劇場など）で座っている時	3	2	1	0
4．他の人の運転する車に、休憩なしで１時間以上乗っている時	3	2	1	0
5．午後に、横になって休憩をとっている時	3	2	1	0
6．座って人と話している時	3	2	1	0
7．飲酒をせずに昼食後、静かに座っている時	3	2	1	0
8．自分で車を運転中に、渋滞や信号で数分間、止まっている時	3	2	1	0

合計点が

5点未満	日中の眠気少ない
5～10点	日中の軽度の眠気あり
11点以上	日中の強い眠気あり

※ 11点以上で睡眠時無呼吸症候群が疑われる

●重症度の決め方

ＯＳＡは、10秒以上呼吸が停止する状態を「無呼吸」1回と数えます。また、換気量（一回の呼吸で出入りするガスの量）が通常の50％以下になった状態が10秒以上続くことを「低呼吸」と呼びます。睡眠1時間あたりの無呼吸、低呼吸の合計回数をＡＨＩ（Apnea Hypopnea Index）すなわち無呼吸低呼吸指数と呼び、この指数によって重症度を分類します。

測定機器で、睡眠中の状態を厳密に測定することができます。なお低呼吸とは、換気の明らかな低下に加え、動脈血酸素飽和度（ＳｐＯ$_2$）が３〜４％以上低下した状態、もしくは覚醒をともなう状態を指します。検査は自宅でできる簡便法と、専門施設で1泊入院して実施するポリソムノグラフィー（ＰＳＧ）と呼ばれる方法があります（重症度は**【表6】**を参照）。

この分類では、わが国には軽症が２２００万人、中等症と重症があわせて９００万人いると推定されています。該当者は膨大な数になります。わが国では中等症以上の有病率は男性で20％、閉経後女性で10％といわれています（『睡眠時無呼吸症候群（ＳＡＳ）の診療ガイドライン２０２０』）。重症では、後述する中心的な治療法である持続陽圧呼吸療法（ＣＰＡＰ《シーパップ》）が必要となりますが、現在の使用者は約50万人といわれます【36】。

睡眠時無呼吸症候群は、空気が通る上気道が睡眠中にくり返して狭くなることにより起こります。睡眠

【表６】AHIによる重症度

軽　症	AHIが 5以上、15未満
中等症	AHIが15以上、30未満
重　症	AHIが30以上

中に喉の奥で首をしめられながら寝ている姿を想像してもらえばいいでしょう。狭くなることにより、肺に送られたり肺から出されたりする空気の量が減り、その結果、血液中の酸素濃度が低下し、二酸化炭素の濃度が上昇します。ＯＳＡは、もっとも普通にみられる睡眠に関係した呼吸障害です。

中高年に多い病気で、睡眠中の大きないびき、くり返して起こる短い時間の呼吸停止、熟睡感がなく、居眠り運転や、眠ってはならない会議などで居眠りをくり返すなどの症状がきっかけで、受診する人が多くいます。

ちなみに、罹患率の高い国は、中国、米国、ブラジル、インドの順となっています。中等症以上の有病率は中国（８・８％）、米国（14・５％）、インド（５・４％）、ブラジル（26・０％）で、わが国の頻度は米国とほぼ同じ程度です。中国人に多い理由は、遺伝的に起こしやすいこと、人種的な特徴、解剖学的に上気道が狭くなりやすいことなどが推定されています。先述のように日本人に多い理由もおそらくは同様と思われます。

ＯＳＡの有病率は、若年成人期（20〜39歳）から60歳代、70歳代にかけて増加し、その後横ばい状態になります。女性では閉経後に頻度が高くなっています。また最近、妊婦のＯＳＡが問題となっています。

●どのような手順で診断していくか

前記の症状があり、身体の所見で肥満などのリスクがある場合、あるいは、後述するＯＳＡで合併しやすい病気がある場合には、ＯＳＡを疑い検査を行います。

検査は、最初は自宅で実施する簡易検査を行い、この段階で重症のＯＳＡと判明すればＣＰＡＰ療法を開始します。保険診療では、簡易検査の場合にはＡＨＩが40以上、一泊する脳波測定などを含む詳しい検査を行った場合にはＡＨＩが20以上の場合が対象となります。

●発症のリスクは何か

特に肥満が、原因としてもっとも多いのですが、痩せていても起こり得ますし、昼間の眠気がなくとも重症のこともあります。疑わしい症状があれば簡易検査を受けるべきです。

喫煙はＯＳＡのリスクを高めたり、悪化させたりする可能性があります。現在の喫煙者は、過去に喫煙していた人、またはまったく喫煙しなかった人よりもＯＳＡになる可能性がほぼ33倍高いという調査結果があります。

その他のＯＳＡを起こす危険因子として、鼻づまりはＯＳＡの有病率を約2倍増加させます。ＯＳＡは鼻づまりをなくすことによって改善される場合と、それでは改善されない場合があります。

●どのような治療を行うか

次のような治療法があります。

●ＣＰＡＰ治療（持続陽圧呼吸療法）

睡眠中に狭くなった気道を、一定の圧をかけ続けることで広げる効果があります。鼻に装着したマスクから空気を送り込む方法です。

●マウスピース

軽症ではある程度の効果が期待できるといわれています。AHI数がどのくらいであればマウスピースが良いという数値は不明です。

●外科手術

難治性のOSAの場合に試みられることがあります。

●減量効果

体重減量に成功し、マイナス10kgに達した場合に、AHI数が低い軽症のOSAでは約50%の人で治療が不要になります。それより重症の人では減量してもOSAの治癒は難しいようです。

●水分バランス

体内の水分バランスが崩れると、睡眠時に臥床するような水平になった体位では、昼間（活動期）には下肢にあった水分が夜間（休眠時）には首の回りに増え、これがOSAを悪化させるという説がありますが、確定していません。

●閉塞性睡眠時無呼吸症候群（OSA）でみられる疾患

OSAの有病率は、次のものを含むさまざまな病状の場合にも増加します。OSAが直接的にこれらの疾患を起こすのか、あるいは肥満が介在因子となっているのかの見極めが難しいことがあります。厳密には、OSAと共存する可能性が高い疾患群ということになります。

●**高血圧**…薬物治療でもなかなか低下しない難治性の場合が多くみられます。特に朝方の高血圧が問題です。
●**心不全**…中枢性睡眠時無呼吸症候群（ＣＳＡ）との関わりが大きいといわれます。
●**心房細動**…夜間の不整脈が多くなります。特に脈拍が少なくなる「徐脈」を起こしやすくなりますが、これはＯＳＡによって血中の酸素濃度が低下しやすくなることを反映していると言われます。その結果、脈拍が遅くなる徐脈となりやすくなり、睡眠中の突然死の頻度が高くなります。
●**脳卒中**…ＡＨＩが20以上では、脳卒中の発生は男性で4倍、女性で2倍に増加します。
●**成人発症の糖尿病**…ＯＳＡの合併症としての糖尿病は、肥満の程度と無関係に悪化します。
●**非アルコール性脂肪肝、メタボリック症候群**…非アルコール性脂肪肝やメタボリック症候群はいずれもＯＳＡの原因として重要です【37】。
●**肺高血圧症**…肺と心臓を結ぶ動脈は通常は低圧ですが、これが高くなることがあります。
●**甲状腺機能低下症**…ＯＳＡの原因として高齢者で見られることがあり、認知症の原因となっていることがあります。
●**がんの発生頻度が高くなる**…40～70歳ではＡＨＩが30以上の場合に特に増加することが知られています。
●**多血症**…低酸素血症を反映して多血症がみられることがあります。
その他、妊婦のＯＳＡが問題となっています。

●高齢者の閉塞性睡眠時無呼吸症候群（OSA）

OSAは小児でも認められる可能性がある疾患ですが、高齢男性にもっとも多くみられます。高齢で増える理由は、喉の筋肉の緩みが進み、気道が狭くなりやすいからだと考えられています。詳しいことはわかっていませんが、ホルモンの影響が知られています。筋肉増強の目的で男性がテストステロンを服用すると、結果として舌の容積も大きくなりOSAが悪化することが知られています。女性では血液中のプロゲステロンと呼ばれるホルモンがOSAの発生を抑えており、閉経後にはこの濃度が低下するので、高齢では女性の頻度が増します。

●高齢者のOSAと認知機能の関わり

注目されるのは、先述のようにOSAで軽度の認知機能障害（MCI）が多いことです。OSAは、認知症への移行を速める可能性があります。

OSAは、合併症として認知症などの高次機能障害、脳梗塞、心筋梗塞などの心血管疾患を高率で起こすことから、高齢化が進む現在、睡眠中の障害がこれらの発症に関わっているのではないかと特に注目されています。

現在、認知症の治療薬は、確実な効果を示すものは報告されていません。その意味では、認知症の一部にせよ、予防でき、治療できるという情報は重要です。

その他、次のようなことがいわれています。

●低酸素状態の影響

・ＯＳＡは、記憶障害、実行障害、注意力散漫、空間認知機能障害と関わっています。ＯＳＡは、ＭＣＩおよび認知症を起こす原因ですが、全てのＯＳＡがＭＣＩになるのではなく、またＭＣＩの原因も不明です。他方、認知症と診断されている人の27％にはＯＳＡがあります。
・ＯＳＡで認知機能の異常がどのようにして起こるかは不明ですが、夜間睡眠中の低酸素血症、睡眠が切れ切れになること、昼間には過剰に眠くなることなどが関係しています。
・無治療のＯＳＡを観察した結果では、慢性的・間歇《かんけつ》的な低酸素血症が認知機能障害（ＭＣＩ）の原因であるとする報告が多くあります。低酸素血症の持続は、情報処理能力の低下に関係しています。
・高齢者でＣＰＡＰ治療が継続実施できない場合には、酸素療法を代替治療とすることがあります。

現在では、心血管疾患や認知症などの背景にある原因としてＯＳＡが注目を集めていて、その循環器への影響が詳しく研究されています。

睡眠中にくり返して起こる低酸素状態が血圧を上昇させます【38】。１９９７年、ＣＯＰＤの研究で有名なフレッチャーらのグループは、実験動物を使い低酸素状態がくり返し起こると血圧が上昇してくることを発見しました。この実験は、血管や腎臓、副腎などへの影響を調べましたが確認されませんでした。２０１１年に、別のグループが健康人をくり返し酸素不足の状態で生活させると血圧が上昇してくることを発見し、ヒトでも同じことが起こっていることが明らかになりました。

●酸素療法はCPAP治療の代わりになる

ＯＳＡのＣＰＡＰ治療は効果が期待できる治療として確立していますが、決められた通りに治療が継続できる人は約半数に過ぎないといわれています。高齢者では機器を操作することが問題で、ＣＰＡＰ治療が難しい人が少なくありません。しかも、ＯＳＡは高齢者では頻度が高くなり、中には重症のＣＯＰＤや夜間に強い発作を起こす喘息の人でＯＳＡを合併している人も少なくありません。これらの人では、夜間の酸素不足は高度となり、危険な状態となりがちです。そこで、ＣＰＡＰ治療の代わりに行われるのが酸素療法です【39】。

ＯＳＡで生ずる血圧の上昇は、ＣＰＡＰ治療に比較すればやや小幅にとどまりましたが、酸素療法でも同じように降下させる効果があることが確認されています。機序（メカニズム）は、ＯＳＡがあると交感神経の働きが過剰に刺激され高血圧が起こると考えられていましたが、酸素欠乏が高血圧を起こす主原因であると結論づけられました。

●生活上の注意点

ＯＳＡでは、次のことに注意して生活することが大切です。

- 高度の肥満では、並行して減量に取り組むことが必要です。
- 飲酒はＯＳＡを確実に悪化させます。晩酌などで夜間に飲酒する習慣がある人では、ＣＰＡＰの使用が必須です。

・寝つけないからといって睡眠薬を服薬すると、ＯＳＡを悪化させます。特に、睡眠薬の中ではわが国で汎用されているベンゾジアゼピン系が危険です。
・ＯＳＡは睡眠中だけの病気ではなく、合併症の頻度や種類の多さからみると、全身性の病気であるといえます。高齢者で罹患率が高いＣＯＰＤでは、ＯＳＡとの合併が多く、オーバーラップ症候群とも呼ばれています。また、重症の喘息での合併頻度が高いことが知られており、病気の連鎖を断ち切るためにもＯＳＡの治療が大切です。

【まとめ】

◎ＯＳＡは、睡眠中に上気道が完全または部分的にくり返し虚脱（脱力）することによって引き起こされる、閉塞性の無呼吸です。呼吸の努力に関連した覚醒が起こり、熟睡感が得られにくいとされます。
◎一般成人集団におけるＯＳＡの有病率は、定義によって異なりますが、男性で約15～30％、女性で約5～15％に達します。
◎危険因子には、高齢、男性、肥満、頭蓋顔面および上気道の異常があります。潜在的な危険因子には、喫煙、いびきやＯＳＡの家族歴、鼻づまりなどがあります。
◎ＯＳＡの発生率は、肥満低換気症候群、妊娠、末期腎疾患、うっ血性心不全、慢性肺疾患、２型糖尿病、および脳卒中に関連して増加します。
◎臨床症状、病歴では、ほとんどのＯＳＡ患者は日中の眠気を訴えるか、ベッドパートナーが睡眠中に大きないびき、あえぎ、窒息、荒い鼻息、または呼吸の中断を報告しています。

◎主要な臨床的質問とエプワース眠気尺度（ＥＳＳ）により、眠気と疲労の区別が容易につきます。ＥＳＳスコアが11を超える場合は異常な眠気であり、詳しい検査を受ける必要があります。

◎鑑別対象となる状態には、単なるいびき、胃食道逆流症、嚥下障害、夜間発作、夜間喘息、不眠症、およびパニック発作があります。

❽ 肺がん

●どのような病気か

40歳以前の肺がん死亡者は極めて少なく、肺がんは特に高齢者に頻度が高い悪性腫瘍という特徴があります【40、41】。肺がんによる死亡者数は、がん死亡数では全体の1位であり、男性で1位、女性では第2位です（２０２０年度）。

肺がんの初期はほとんど症状がありません。息切れ、咳や胸の痛みといった症状から肺がんが見つかることがありますが、その頃にはある程度、腫瘍は大きくなっています。

初期の肺がんを発見するには、肺がん検診などを利用して定期的に胸部Ｘ線検査を受けることが必要です。最近の米国からの研究報告では、喫煙習慣や、粉塵作業の従事者などリスクの高い人は胸部ＣＴ検査による確認が奨められています。私たちのクリニックではＣＯＰＤなどリスクの高い人では胸部ＣＴ検査を実施していますが、その結果、初期の肺がんの発見が多くなっています。

●診断の進め方

通常、多いのは肺がん検診での胸部X線検査で異常を指摘される場合です。特に喫煙歴がある場合は、禁煙していても10年間はリスクが高いことが知られています。

まずは喀痰の細胞診検査に加え、胸部ＣＴ検査を実施します。

確定診断のためには、疑われる病変部に胃カメラよりも細いスコープを挿入し、気管・気管支内の観察や検体採取をする気管支鏡検査を実施します。この検査により診断が確定すれば、がんの広がりや転移の有無を調べるためにＰＥＴ検査、脳などの転移を調べるＭＲＩ検査、肝臓の転移などを調べる超音波検査、腫瘍マーカーなどの血液検査を実施します。これらの検査により肺がんの病期（ステージ）診断を行います。

●治療の進め方

治療は、薬物療法、放射線治療、外科（手術）療法のどれか、あるいはそれらを組み合わせて治療を進めます。手術を行う場合でも手術の前後に薬物療法や放射線治療を行うなど、内科、外科、放射線科などと連携し、必要な治療をどのように進めるかを決めます。これは集学的治療と呼ばれています。

●薬物療法の進歩

肺がんの内科的な治療は、抗がん剤による化学療法、遺伝子変異に絞った分子標的薬療法、免疫チェックポイント阻害薬によるがん免疫療法という３つの組み合わせで進められます。

発がんを強力に進める遺伝子はドライバー遺伝子と呼ばれています。ドライバー遺伝子が特定され、これらの変異遺伝子を有する肺がんには当該遺伝子の阻害薬（抗がん剤）がよく効くことが明らかになりました。さらに、がん組織について肺がんに関連する46個の遺伝子異常と、ＰＤ－１やＰＤ－Ｌ１と呼ばれるがん免疫療法に関わるタンパク質の発現を調べたうえで薬物治療を行う個別化治療が、標準的に行われるようになってきました。

標準的な治療が終了していて、それでもがんが大きくなっている場合には、数百の遺伝子変異を一度に調べる「がんゲノムパネル検査」も保険適用になり、肺がんの治療には格段の進歩がみられています。

●高齢者の肺がんの問題点

どのような肺がんにどのような抗がん剤を選ぶかは、厳密な臨床試験の成績にもとづくデータにより検証されてきました。しかし、従来、多くの臨床試験は、70歳以上を高齢者とみなして除外し、70歳以下を対象として行われていました。70歳以上になると心血管病変や肝障害、腎障害などの合併症が多いので、肺がんは小さく抑えられても合併症を悪化させる危険があります。また、合併症があると抗がん剤の効果だけをみることは難しいという問題が残ります。しかし、近年、高齢者の肺がんの治療に関する研究論文が増えています。実際に肺がんの化学療法は何歳まで可能なのか。現在では暦年齢よりも実際の全身的な健康状態を診て判断されるようになっています【40、41】。

肺がんの種類の中で小細胞性肺がんは、無治療の場合には進行が早く、転移が短期間で起こる可能性があります。放射線治療と化学療法が同時に行われることになりますが、この場合でも暦年齢だけでなく、あくまでも全身の状態を診ながら、また本人の意思を確認しながら治療を進めることになっています。

小細胞性肺がん以外の腺がん、扁平上皮がんは外科手術を実施する可能性があります。術前には、精密な肺機能検査のほか、動脈血の酸素分圧や二酸化炭素の分圧を測定しておきます。また、平らな廊下を6分間、自分が安全にできると思うスピードで歩いてもらい、酸素飽和度が４％以上低下しないこと、さらに夜間の睡眠中に酸素飽和度が低下しないことを確認しておきます。術後に血中の酸素が大きく低下する場合には、回復するまで在宅酸素療法が必要となることがあります。

高齢者の肺がんに対する放射線治療についてのデータは多くありませんが、骨に転移があり疼痛が強い場合には照射療法を実施します。また、脳転移が局所的にとどまっている場合には、その部分にだけ照射するガンマナイフという治療を選択することがあります。

●高齢者特有の問題点を解決する

高齢社会の中で悪性腫瘍の治療が必要となるケースが増加しています。高齢者に共通する問題点は、身体的な機能低下（歩行障害や寝たきりなど）、精神的な問題、社会生活上での老老介護や独居の人の場合です。多様な高齢者での現実的な生活パターン、精神的な問題や日常生活での障害の有無などは、肺がんの治療を進めるうえで極めて重要な情報です。

高齢者総合機能評価（CGA：comprehensive geriatric assessment）はケアに関わる人たちが共通して評価ができる便利な方法です。「生活機能面」、「精神・心理面」、「社会・環境面」の3つの項目を数値化し、認知機能、運動機能、排尿機能、コミュニケーション能力、独居など社会・環境面を評価するものです【42】。

【参考文献】

【1】Dzau VJ. et al. Enabling healthful aging for all — The National Academy of Medicine grand challenge in healthy longevity. New Engl J Med 2019; 381: 1699.

【2】Banerjee S. Multimorbidity — older adults need health care that can count past one. Lancet 2015; 385: 587.

【3】2022 GINA Report, Global Strategy for Asthma Management and Prevention, 2022 Global Initiative for Asthma.

【4】Israel E. et al. Severe and difficult-to-treat asthma in adults Engl J Med 2017; 377: 965.

【5】Nyenhuis SM. et al. Diagnosis and management of asthma in older adult. UpToDate, dated March 16, 2023.

【6】Forastiere F. et al. Occupation, asthma, and chronic respiratory symptoms in a community sample of older women. Am J Respir Crit Care Med 1998; 157: 1864.

【7】Hansen ESH. et al. Hormone replacement therapy and development of new asthma. Chest 2021; 160：45.

【8】『喘息とＣＯＰＤのオーバーラップ診断と治療の手引き』日本呼吸器学会編，２０１８年

【9】NHANES III (1988-1994), National Health and Nutrition Examination Survey. Centers for Disease Control and Prevention, CDC 24/7: Saving Lives, Protecting People.

【10】Stupka E. et al. Asthma in seniors: Part 1. Evidence for underdiagnosis, under diagnosis treatment, and increasing morbidity and mortality. Am J Med 2009; 122: 6.

【11】『ＣＯＰＤ（慢性閉塞性肺疾患）診断と治療のためのガイドライン２０２２（第6版）』日本呼吸器学会編

【12】Global Initiative for Chronic Obstructive Lung Disease, Global Strategy for the Diagnosis, Management, and Prevention of Chronic Obstructive Pulmonary Disease（2023 Report）, 2022, 2023 Global Initiative for Chronic Obstructive Lung Disease, Inc.

【13】Celli B. et al. Definition and nomenclature of chronic obstructive pulmonary disease: time for its revision. Am J Respir Crit Care Med 2022; 206: 1317.

【14】Celli BR. et al. The body-mass index, airflow obstruction, dyspnea and exercise capacity index in obstructive pulmonary disease.

N Engl J Med 2004; 350: 1005-1012.
【15】木田厚瑞『包括的呼吸リハビリテーション：チーム医療のためのマニュアル』メディカルレビュー社、１９９８年
【16】O' Donnell AE. Bronchiectasis – A clinical review. N Engl J Med 2022; 387: 535.
【17】Chalmers JD, et al. World Bronchiectasis Day 2022. Eur Respir J 2022; 59: 2201249
【18】『成人肺炎診療ガイドライン ２０１７』日本呼吸器学会成人診療ガイドライン ２０１７作成委員会、日本呼吸器学会編、２０１７年
【19】Dequin P,-F. et al. Hydrocortisone in severe community-acquired pneumonia. N Engl J Med, published March 16, 2023, updated on April 6, 2023.
【20】『膠原病に伴う間質性肺疾患 診断・治療指針 ２０２０』日本呼吸器学会・日本リウマチ学会合同、膠原病に伴う間質性肺疾患 診断・治療指針作成委員会、日本呼吸器学会、日本リウマチ学会編、２０２０年
【21】Lederer DJ. et al. Idiopathic pulmonary fibrosis Engl J Med 2018; 378: 1811.
【22】『過敏性肺炎診療指針 ２０２２』日本呼吸器学会過敏性肺炎診療指針２０２２作成委員会、日本呼吸器学会編、２０２２年
【23】Raghu G, et al. Idiopathic pulmonary fibrosis (an update) and progressive pulmonary fibrosis in adults: an official ATS/ERS/JRS/ALAT clinical practice guideline. Am J Respir Crit Care Med 2022; 205: e18.
【24】Cottin V.et al. Syndrome of combined pulmonary fibrosis and emphysema an official ATS/ERS/JRS/ALAT research statement Am J Respir Crit Care Med 2022; 206, e7.
【25】George PM. et al. Lung transplantation for idiopathic pulmonary fibrosis. Lancet Respir Med 2019; 7: 271.
【26】Hamblin M. et al. Diagnosis, course and management of hypersensitivity pneumonitis. Eur Respir Rev 2022; 31: 210169.
【27】Marinescu DC. et al. Integration and application of clinical practice guidelines for the diagnosis of idiopathic pulmonary fibrosis and fibrotic hypersensitivity pneumonitis. Chest 2022; 162: 614.
【28】Ravimohan S. et al. Tuberculosis and lung damage: from epidemiology to pathophysiology. Eur Respir Rev 2018; 27: 170077.
【29】『「結核医療の基準」の改訂 ― ２０１８年１月』日本結核病学会治療委員会 結核 2018; 93: 61.

【30】『結核 ２０２２』東京都福祉保健局、監修：高森幹雄
【31】Szymanski EP et al. Pulmonary Nontuberculous Mycobacterial Infection. A multisystem, multigenic disease. Am J Respir Crit Care Med. 2015; 192: 618.
【32】Park HY et al. Lung function decline according to clinical course in nontuberculous mycobacterial lung disease. Chest. 2016; 150: 1222.
【33】Young T, et al. The occurrence of sleep-disordered breathing among middle-aged adults. N Engl J Med. 1993; 328: 1230.
【34】Osorio RS. et al. Sleep apnoea in the elderly: a great challenge for the future. Eur Respir J 2021; 59: 2101649.
【35】Feinsilver SH. Normal and abnormal sleep in the elderly. Clin Geriatr Med 2021; 37: 377.
【36】『睡眠時無呼吸症候群（ＳＡＳ）の診療ガイドライン ２０２０』日本呼吸器学会編
【37】Maserwi OA. et al. Obstructive sleep apnea, hypoxia, and nonalcoholic fatty liver disease. Am J Respir Crit Care Med 2019; 199: 830.
【38】van Ryswyk E. et al. Sleep disorders, including sleep apnea and hypertension. Am J Hypertens 2018; 31: 857.
【39】Turnbull CD. et al. Effect of supplemental oxygen on blood pressure in obstructive sleep apnea (SOX). A randomized continuous positive airway pressure withdrawal trial. Am J Respir Crit Care Med 2019; 199: 211.
【40】Rao A. et al. Management of lung cancer in the elderly. Cancer Treat Res 2016; 170: 251.
【41】Kenesvara R. et al. Practice pearls in the management of lung cancer in the elderly. J Geriatr Oncol 2016; 7: 362.
【42】Presley C. et al. The treatment of advanced lung cancer in the elderly: The role of a Comprehensive Geriatric Assessment and doublet chemotherapy. Cancer J. 2015; 21: 392.

【第3章】

慢性疾患と共存する医療のあり方

1. 医療は患者の求めに応じて作られた

わが国の医療は、病苦をなんとかしてほしいと願う多くの患者さんの希望と、それに対して医療者が置かれた立場で工夫し、互いに寄り添う形で解決・進歩してきた歴史であると考えています。医療とは、診る者と診られる人との協同の努力によって成就される仕事です。これはおそらく西洋医学にも共通する部分が多いと思われます。欧米では、キリスト教を基盤とし、神が創り給うた世界を理論的に解明していこうと発展してきた科学情報と一体化した形で発展しました。仏教や自然崇拝が中心だったわが国では観念的であり、必ずしも科学に沿ってはおらず、わが国独自、特有の医療発展史があったことは記憶にとどめておきたいと思います。コロナ禍の21世紀でもそうですが、医療はつねに後追いの進歩です。背後には多くの人たちが自分の病気を受け入れざるを得ないという状況で累々と亡くなっていきました。しかし、その声、その姿こそが医療者を鼓舞し、新しい医療への努力を生み出す力となりました。この流れは現在も続いていると信じたいと思います。

◉医術は人類の歴史とともに

医術の歴史は、おそらく人類が出現した頃まで遡《さかのぼ》ることができると思われます。インドで電車の高架線に触れて感電し気絶した猿を、仲間の猿たちが叩いたり水につけたりしてなんとか意識を戻そうと努力しているニュースを目にしたことがあります。理屈抜きに仲間を救おうとする、健気な行動に感動しました。

おそらく人間も同じ状況になっている人を見たら、深く考えずにすぐに行動するでしょう。自分の命や安全をかえりみないで、溺れる人を助けにいき自分も犠牲になったり、線路に落ちた人を救おうとして自分も電車にひかれたりする事故が報道されていますが、本能的に他人を救おうと行動してしまうのです。必死になっている猿たちの行動は、私たち医師の行動ともオーバーラップします。

人間でも同じ状況から医術がスタートしたに違いありません。有史以前から、悲しみを表現する言葉がなくとも悲嘆にくれる家族や友人たちがいて、心から期待されている医療があったのです。旧石器時代の終わり頃には、人は死についての観念をもっていたと推定されています。

◉医療の伝わりは「その地域に望まれる医療として」

古い時代、医療は医術と呼ばれていました。伝達手段が限られていた時代には、医術は人から人へと伝授されていきました。この時代の医療も指導的立場の医師は、治療の不完全さを感じながら伝授していました。医聖と呼ばれたヒポクラテスは古代ギリシア時代を代表する医師で、流派の代表でした。彼は、「人生は短く、医術を極める道は長い。良い機会は逃しやすく、試みの治療には失敗が多く、判断も難しい」という意味の言葉を残しています。２５００年後の現代の医師でも、おそらくこれに近い思いを感じているのではないでしょうか。眼前で苦しむ患者さんに対し、もどかしさを感ずるのはいまも変わりません。

さらに、医術の時代でも、情報や技術は一方通行で伝えられたのではないといいます。医術の伝播の様式は、宗教が伝えられた様式に近いといわれます。

仏教はインドで生まれ、中国に伝わり、百済《くだら》を経て東の日本に伝えられたと考えられてきました。ところが最近の研究では、一方的に伝わったのではなく、諸国、諸地域、諸民族の複雑な交流を経た相互影響で成立したといわれています【1】。同時に建築、美術、音楽などの文化や技術も、同じように相互の影響を受けながら、その地域に受け入れやすい形を取りながら伝えられました。

これは医術でも同じことだったと推定されます。科学にもとづく現代医学であっても、その地域が望むような形に作り上げられていく過程は、おそらく続いているのではないでしょうか。特に慢性疾患の治療では、この背景は重要です。地域に合った医療はその地域に住む人たちの生活習慣に合わせ、満足できるような形に作り上げられてこそ、初めて患者さんたちの満足度が高まると思われるからです。

●医療者と患者の二人多脚の医療現場～医療と患者の関係

近年の医学の発展は急速です。情報化時代の現在、私の学生時代とはくらべものにならないほどです。毎日の治療にあたる医師の立場では、少しでも期待できる灯りがみえるようであれば、眼前で苦しんでいる患者さんにいますぐにでもしてあげたい、と考えるのはむしろ当然のことでしょう。

新しい薬は、この病気に有効であるという科学的発見にもとづくコンセプトがあり、それを証明するという形で開発されていきます。当初は、狭い範囲の特定の病気がターゲットにされますが、臨床試験を繰り返し、関連領域に広げられるという形で認可、定着していきます。通常は、最初のスタートから10年近くの年月と数百億円以上に達する膨大な開発費用がかかります。

視覚障害をもつマラソン選手が同伴者とたすきを共有しながら走る様子は、慢性疾患の患者さんと治療にあたる医師の関係に似ている、といつも思います。医術と並んで医道という言葉があります。この言葉には、医療における職業倫理について厳しく網をかけ、命をあずかる専門職としての責任を求める意味が込められています。外からの厳しい監視を受けながら、最大の努力を求められている職業ですが、具体的な内容は医師としての個人的努力にゆだねられています。

一方、慢性疾患では、医師だけではなく看護師、薬剤師、栄養士、理学療法士など多職種による混合チームで治療が行われるようになってきました。それは、医師と患者の二人三脚よりはるかに複雑な構造です。文字通り刻刻と変わる新情報を、医師だけでなく多くの職種の人たちが正確に知り、実践に臨むことが望まれています。

【医療の課題①】不調があってもどこを受診してよいかわからない

いまから十年近く前のことです。見知らぬ人から丁重な手紙を受け取りました。それは80歳過ぎの女性からで、自分の息子さんの病気の相談でした。50歳過ぎになる息子は幼児の頃からひ弱であったが、建築に興味をもち大学で基礎教育を受けたあと、有名な建築家の弟子となり40歳を過ぎてから自分で小さな建築事務所を立ち上げたそうです。

非凡な才能に恵まれていたせいか、仕事は次々に大当たりで彼は斯界では知られる存在となりました。昼夜を問わない多忙さで、彼の生活が崩れ始めたのは45歳を過ぎた頃でした。予定が重なると疲労が重なり、起きて来られなくなり、外出を嫌がり座ったきりでの仕事が多くなりました。体重が減り、さらにイライラが強く周囲の人は腫物に触るように彼を扱いました。不眠が強くなり、見かねた妻が受診させようとしましたが、どこを受診させれば良いのか見当もつきません。取りあえずF病院の内科を受診しましたが、たらい回しの上、治療法がないと言われたそうです。困り果ててメンタルクリニックを受診して、多種の投薬を受けても少しも改善しませんでした。

そうこうしているうちに肺がパンクする自然気胸を繰り返すようになり、外出が不能となり、仕事も辞めざるを得なくなってしまいました。母親からの手紙には息子と家族を気遣う悩みが綿々と綴られていました。私のところを受診してもらい検査を行った結果、彼は若年性で重症の肺気腫と判明しました。しかも外科で行った自然気胸の治療が不完全であり、その結果、心臓が押し潰されそうな状態となっていたのです。呼吸が苦しく、疲れやすいのは病気によるものでした。しかも悪いことに、10代からのヘビースモーカーでした。イライラからチェーンスモーカーとなり、それを注意する人は誰もおらず、その結果、重症のCOPD（慢性閉塞性肺疾患）をさらに悪化させ、高度の酸素不足（慢性呼吸不全）になっていました。

相談の結果、手術で気胸を可能な限り治し、在宅酸素療法を開始することで体重も増えてきました。呼吸リハビリテーションを始めて少しずつ外出もできるようになってきました。しかし、重喫煙により大きく失われてしまったものは取り返しがつきません。喫煙被害は、自己責任と簡単にいいきれない複雑な結果を示しています。

【医療の課題②】相談相手が見つからない

多忙な医師の側からすれば、限られた時間のうちに一人ひとりに丁寧に接しようとしても限界があります。慢性の重い病気を抱えている働き盛りのこの患者さんにとって、自分の病気による苦痛、家族を支える立場での責任感、仕事を通じた社会的な重圧感などは、結局、自分自身で解決していかなければならないことなのです。その時に相談に乗ってくれる医師の存在が大切ですが、それを見つけることは簡単ではありません。

医師のほとんどは、一人で数百人以上の患者さんの治療にあたっています。全ての患者さんに公平に、が原則ですが、自分の時間を均等に割り振って相談に乗ることなどできるはずがありません。原則は、一番重そうな患者さんからですが、医師にとってこの判断が実に難しいのです。病気は軽くても病気に関連した理由で困っている患者さんは多くいます。また、どの患者さんも自分の病気が一番重く深刻だと思っています。慢性疾患では、病気だけではなく、生活環境などもろもろの要因が重なっていることが多くみられます。大きな病院にはケースワーカーという、患者・家族と医師の間の相談に乗ってくれる人がいますが、それはその時に遭遇する問題を解決するための相談者であって、長期の健康相談者には成り得ません。長い年月で経過する慢性疾患で、その役割の人を探し出すのは難しいのです。慢性疾患の治療では、先に述べた多職種による多角的なアプローチがますます重要になってきています。

◉日本特有の看護の歴史

わが国では、長く続いていた伝統的な漢方医学から幕末に急激に欧米型医療へと転換しました。しかしながらそれまでにも漢方医学と共存して、他国にはない看護面での発達がありました。記録として残る歴史では、593年、聖徳太子が大阪に四天王寺を建立しています。太子によって著されたといわれる勝鬘経義疏《しょうまんぎょうぎしょ》、維摩経義疏《ゆいまきょうぎしょ》には疾病、薬などの記述がみられ、太子が医療あるいはこれに関わる命を、仏教思想の命題として捉えようと努力していたことがうかがわれます。古事記には看護についての最古の記録があり（712年）、養老律令制定として、医疾令に看護の記載があります（718年）。

看病とは、今日では病人を介抱することや看護を意味しますが、古くは僧が病人のために加持祈祷をすることを意味しました。看病禅師、医僧という言葉があるように、僧侶はもともと病人を治す役割を期待される人だったのです【2】。この時代では病気は慢性、急性の区別はなく、文字通り体調不良で寝込むことがあれば病気と判断されました。歴史的に仏教は医療に深く関わってきたのです。

2. 癒しの医療

重い病気にある患者さんを親身になって慰め、支えていく。このようにふるまえるのは、身近にいる家族、友人であり、また診療を通じて多くの接点をもつ医療者の役割だと思います。しかし、私自身の経験では、頭では理解していても実際には必ずしもかみ合わないことが多く、後でああすれば良かった、こうしてあげれば良かったと反省することがしばしばあります。患者さんを慰め、支えていく行動には、わが国では「癒《いや》す」という言葉があてられてきました。しかし、わが国で使われている癒しに相当する言葉を和英辞典で探してみても、どうもしっくりくる英語の言葉に当たりません。わが国の「癒し」は、国際的な意味に合致しているのでしょうか。

◉癒しの真意

癒す、ということで大切な部分が覆われて見えなくなっているのではないか、と漠然と思っていましたが、わが国でも医療者の癒しの思想に真正面から切り込んだ人がいました。川喜田愛郎（１９０９〜１９９６年）です。

『近代西洋医学の史的基盤』【3】は、彼が日本人の目で欧米医学の発達史をまとめたものです。川喜田は、感染病理学者であり千葉大学の学長を務めたこともあり、この著作研究で日本学士院賞を受賞しました（１９７７年）。医科学者の目で欧米の医療史をどのように見てきたかは、彼の深い学識とあいまって大変興味深いものです。

彼は、「近代医学の特筆は、癒しというような空疎な言葉をふりかざすのではなく、まず病気を冷厳に見つめるという世界にひとまず還元して刻苦を重ねてきたことである」と述べています。彼は、なぜ自国ではなくて西洋の医学発達史に興味をもったのでしょうか。それは、わが国に特有の医療観を説く前に、科学史として欧米と対比させることの意義を表明したのだと思います。川喜田が嫌う「癒し」という言葉は、特に慢性病に対して使われることが多くあります。複雑で科学的な変化に目をつぶり、「癒し」という言葉で全体を封印してしまう態度を非難しているのです。

◉科学に根ざした癒し

「癒す」という意味は、広辞苑によれば「病気や傷をなおす。飢えや心の悩みなどを解消する」とあります。臨床医学の目的は、治すことが最終の目的ですが、川喜田が言おうとしたのは治すという立場を否定したものではなく、そこに至る過程としての科学を重視せよ、という意味でしょう。どこかでボヤが起こるとします。すぐに消し止めるという作業は当然急がねばなりませんが、これで終わってはならず、二度、三度と同じことを繰り返すことがないように原因を突き止める、同時に予防法も考えながら行動せよ、という意味だと私は解釈しています。

高齢化が進み、慢性疾患の種類は多くなり、それらは複雑に相互に関係します。病気の成り立ちを整理することは難しくなるし、治療もうまくいかないことも多くあります。とりあえず複雑な問題点には蓋をしておいて、病者を慰めの言葉で支えていくのが「癒し」として良しとされていないでしょうか。川喜田はいまから半世紀も前に、このような風潮は認めるわけにはいかないと主張しています。川喜田が強くいましめていることは、うわべだけの治療に終わってはならず、その底辺に潜むものを見抜き、どのように起こったかの機序を明らかにし、それを次に応用していくことであり、その人がもつ病気を科学として深く理解し、治療法を個別的に工夫していくこと。その上に立ってこそ、重い病気にある患者さんを親身になって慰め、支えていくことができる。このようにして西洋医学は成立してきた、という主張でしょう。

この点は、これから詳しく考察していきたいと思いますが、古い時代のわが国の医療・医学の欠点といえるのは、構造を明らかにするという解剖学、各臓器の働きを明らかにするという生理学に対する深い考察が歴史的に生まれてこなかったことです。病める人たちへの優しい声かけは当然ですが、医療者に求められているのは、科学的で的確な判断にもとづいた行動です。経過とともに変化していく慢性の病気の治療では、特にこの視点が重要だと思います。

3. 日本特有の病気観

ここまで慢性疾患について、診療を通じて何を知り、何を考えてきたかを述べてきました。その目的は、さしあたって医療をどのように変えるべきか、将来の医療者に何を託すかを大きな課題として考えたいからです。

私がなぜ慢性疾患に関心をもってきたか。私が担当する診療現場では、ほぼ全ての患者さんは慢性の呼吸器疾患であり、しかも糖尿病、高血圧や心疾患などの多種の慢性疾患を併せもっています。また、かれこれ15年以上、とある病院で呼吸器疾患について定期的な回診を行っていますが、ここでも全ての患者さんは慢性の呼吸器疾患か、あるいは慢性の疾患に肺炎など急性のできごとが起こり入院している人たちです。これらの診療を通じて、病気の成り立ちだけでなく、その患者さんが置かれた社会的な背景にも目を向けなければ解決できないことが多いと感じています。

慢性疾患は、患者さん自身が抱える個人的問題によるところが少なくありませんが、取り巻く環境、医療政策、そして医療者の向き合い方、定期的な受診、すなわち個々の患者さんとの対話により健康を維持できるかどうかが大きく影響されます。

自分の病気の受け止め方は、自分自身の健康に対する考え方、さらにいえば自分の人生観が関わっているのではないかと思われます。ここでは、その背景にある問題について考えてみます。

◉自分の慢性疾患をどう考えるか～日本文化の特徴

慢性疾患は長く続き、その経過中にゆっくりと重くなっていくことが多くあります。また、急に悪化するようなことがあり、夜中に救急車を呼ぶようなことも起こります。さらにこれに新しい疾患が加わり、患者さんと患者さんを見守る家族を苦しめています。配偶者が亡くなり予想もしなかった独居となり、さらに自分自身に認知症が加わってくることもあります。手足の筋力が低下していけば、日常生活も困難になっていきます。これに関わる医師、看護師ら多職種の医療者は、その時々で転々と代わり、次第に問題点が累積し複雑化していく状況にとまどいながら解決策を探し求めています。治療とは、検査や投薬だけでなく、いわば全身管理ですが、患者さんは誰と暮らしているか、その人は元気なのか、経済的にはどうかなど、さまざまな外部の要因も考えなければなりません。

医学を発展史という点から考察することは、問題点を少しずつ剥がしていくように明らかにしていくことになり、わかりやすいものです。先に紹介した川喜田愛郎は、『近代西洋医学の史的基盤』のむすびで、医学の進歩について以下のように述べています。

・医学の進歩は19世紀に入ってから生物学の研究と結びつくことにより急速に進歩した。具体的には、肺炎や結核を起こす細菌学の進歩が新しい治療法を生み出していった。
・歴史的にみれば、治療と予防が確実に成功した領域は急性に経過する感染症対策と外科だった。外科の進歩は臓器の構造とその働きが次第に明らかになってきたこと、消毒法や麻酔技術の発達により急激に進んだことによる。
・戦後の医療・医学の発展により乳幼児の死亡率は著明に減り、平均余命が延長してきた。
・高齢化とともに老年病学という新しい医学分野ができてきた。これを生物学的に支える老化研究が進んだ。
・慢性疾患は身体の働きが後退に後退を重ねる結果として生ずる。これは「ホメオスタシス」の失調と考えられている（ホメオスタシスとは、身体が外部環境を受けて、これに応じて体内のさまざまな機能を一定に保とうとする働きです）。

つまるところ、医療者の立場では慢性の病気は個別に考えていかざるを得ませんが、患者さんの立場ではどう考えていけばよいのかということで、この問題に取り組んだ人がいます。『日本人の病気観』（岩波書店、１９８５年）は大貫恵美子による労作です【４】。大貫は25年間を米国で過ごした文化人類学者ですが、医療者でない著者が、外から日本人が病気をどのように考えているか――これは、ほぼ慢性疾患に関する問題を挙げているのですが――について、日本の中にいては気づきにくい点を外から眺め、多数の指摘をしています。

まず、日本文化が日本人の病気、治療法にどのような影響を与えているかについて、次のように述べています。

「自分の健康維持ということに関して、日本人は欧米人（米国人）とはかなり異なる考え方、行動をしています。現代医療の最新研究にもとづいているのではなく、実際は非常に根深く文化的な意味をもった行動です。テレビ番組などで面白おかしく治療について解説している内容が結構受けている理由は、近代医療に対する根強い不信感と並んで、日本人特有の思考があることによるのかもしれません」

他の国の文化と比較すると共通点もありますが、日本人だけに特有の考え方があるといいます。魔術、妖術、呪術的な医療は、いわゆる未開人の宗教と考えられていますが、普段の生活の中にも時々取り入れられています。具体的には、健康祈願の神社詣りなどがあります。科学性はなくとも、内なる安心感のような効果を求めているのでしょう。しかし、何万人もの人が一度に初詣に押し寄せる風景は、米国人には理解しがたい部分であるに違いありません。

科学万能のように見える現代でも、医学・技術だけでは不安や心配を解消できず、呪《まじな》い的な行為がなお続いています。アニミズム（精霊信仰）、アナイズム（呪力信仰）は未開民族の低級な宗教とされ、やがて衰退するものと考えられていました。ところが、21世紀のいまになってもこれらは「霊性」の装いを得て残存しています。数年前、英国の科学雑誌『ネイチャー』が、わが国で行われている動物慰霊祭の写真を表紙にしたことがあります。山中伸弥教授がｉＰＳ細胞の研究でノーベル賞を受賞し、生命科学の研究はわが国では特に進んでいるなかで、欧米人にとっては進歩した先端科学と慰霊祭という祈祷呪術性が同居していることが不思議に思えたのでしょう。

実験動物として研究に使われた小さな動物たちの命の犠牲に感謝する慰霊祭は、医学部をもつ各大学でも毎年実施されています。わが国では、動物だけではなく捨てられていく人形の慰霊祭や針供養というようなものまであります。そんな風景は私たちには見慣れたものですが、科学と不思議に共存している精神観、宗教観は明らかに欧米人とは異なっています。日本人のこの独自性を理解していくことは、慢性疾患をもつ人への生活指導ではことのほか重要だと考えています。

医療制度はそれを包含する文化に根強く入り込んでいるので、一部だけを切り離して他の文化圏で利用されているものをつなぎ合わせてみてもうまくいくのだろうか、と疑問視しています。しかし、自分自身が納得できる医療、取り巻く人たちもこれで良かったと思われる医療を作り上げるのは医療者だけではなく、なによりも患者さんとその人を取り巻く家族でしょう。どの人もいつかは患者になるという視点を忘れるべきではありません。

日本の家屋は玄関があり、垣根で外界と遮断していますが、米国では低い生垣で隣の家と区分しているのが一般的です。これには、災難、不幸は外からもち込まれるという考え、外部世界と隔絶したいという日本独特の考え方があります。近年、米国から入ってきた新技術は、内科の医師が外科に近い治療を行い、外科医が内科的な治療を取り入れてきています。内視鏡治療や血管内治療などがそれにあたります。わが国でもこの柔軟性を取り込まなければ、新技術の開発は難しいのではないでしょうか。

死を最大の罪と考えるという点で、日本人は際立っています。天国に旅立つのはなく、暗い黄泉路に旅立つと考えています。深い地下は暗いイメージから成り立っています。日本人が執り行う葬式や法事は、死という究極的な汚染を克服するための手段であるという外国人研究者の意見も紹介されています。

日本人は欧米人と比較すると、圧倒的に薬好きです。日本人の医療費の中で医薬費が占める割合は、1961年で25％、1966年で43％でした。次第に減少してきていて、1993年では28・5％、2010年度では21・1％となっています（薬剤費等の年次推移、厚労省発表）。総額でいうと、2017年では9・64兆円で、国民医療費43・7兆円の22・0％。このくらいでほぼ一定してきました。他方、スウェーデン、米国は12％、英国は10％でした。医薬費により医療費全体が圧迫されている状況は、現在ではさらに悪化しています。薬好き日本人は、医療経済面だけでなく、薬害を回避するためにも考え方を変えるべきでしょう。かぜを引きやすいのでそれに備えてついでに薬をください、と頼まれることは多く、意味がないどころかその危険を説明するだけでも診察時間が取られてしまいます。

江戸時代にわが国で進歩した漢方は、異質な薬ではなく生活にしっくりはまった一部となりました。これはいまに至ってブームになっている健康食品やサプリメントにもつながっており、医療費とは別個に数兆円規模の別の医療圏が存在しています。

●慢性疾患と薬

これまで使われてきた薬が力まかせに切る鉈《なた》であるとしたら、新しい薬は鋭利な刃物です。使い方次第では却って害を被ることになります。診る方がうまく扱わないと、ケガをするのは診られる方です。医学の最先端をゆく米国では、薬物の副作用が問題です。特に疼痛緩和のための麻薬の過剰投与が問題となっています。

疼痛というありふれた症状の訴えには、明確な人種差があることが知られています。原因は諸説ありますが、まだ解明には至っていません。米国人がとりわけ我慢できない人種構成かどうかは不明ですが、２０１４年には、米国での麻薬の過剰投与による死亡者は約４万７０００人で、これは２０００年の段階の統計の約2倍の多さです。45～54歳に目立って多いといいます。当時のオバマ大統領が麻薬の使用を制限する法案を提言しましたが、議会は否決しました。

腰痛など体の痛みで困っている人はたくさんいます。いったん薬で治まり快適となる経験をすると、がまんをすることは難しくなります。自分の治療の選択は自分で決めるという患者の権利主張が裏目に出て、患者の求めに応じた危険な過剰投与が起こっています。

湿布薬と呼ばれる膏薬は、江戸時代に多く使われてきました。歴史があるせいか、わが国で製造されている湿布薬ははがれにくく痒みも少ないため、現在の中国人にも大人気です。「膏」とは動物からとったあぶらを意味する言葉です。すでに華佗《かだ》（?～西暦２０８年）が著した本に、あぶらを主とした練り薬として出てくるといいます。膏薬は貼り薬の一種で、家庭薬として古くから使われており、皮膚の保護作用、打身、捻挫、肩こり、神経痛、あかぎれなどに広く使われています。皮膚に薬効成分を密着させて徐々に吸収させます。

20年以上前の経験です。病院で当直をしていたら、60歳代の女性が急に強い呼吸困難があり苦しんでいる、と救急車で搬送されてきました。救急外来ではゆっくり問診する時間などはありません。付き添いの家族から手短に、いつから、どのように起こったかを聞きながら、どのくらい危機的な状況であるかを判断して、すぐに治療を開始しなければならないことが多々あります。

女性の付き添いの家族は次のように病状を伝えました。40歳過ぎから喘息が起こり始め、最初は花粉症の時期に苦しくなる程度でしたが、ここ数年間は1年中苦しい発作がくり返し起こるようになってきました。ふだんは自宅近くの開業医で通院治療を受けていますが、今日は休日でどうしても連絡がとれないので、救急車を呼んだとのことでした。持参のお薬手帳には、なるほど喘息の吸入薬や去痰薬が処方されていました。

家族の話では、薬を使っていても治まることはあまりない、いつも苦しいという状態が続いているということでした。確かにゼイゼイしていて、喘息の重積発作という状態です。指で測定した酸素飽和度も低下しています。診察で驚いたのは、胸部にほとんどすき間なく湿布薬を貼っているのを見つけたからです。湿布薬は背中にも一面にありました。腰痛がひどいので整形外科医院から湿布薬を処方してもらっているが、足りないので市販の湿布薬を多量に購入して貼っているとのことでした。喘息の重症発作をくり返しており、ステロイドの注射薬や経口薬を長い期間使ってきたとのこと。おそらくその副作用である骨粗しょう症の悪化（ステロイド性骨粗しょう症）による腰痛だと、初診で思いました。その腰痛を抑えるために、湿布の鎮痛薬を常用していたのです。

入院してもらい、喘息の起こり方、悪化の状況を詳しく聞いて、「アスピリン喘息」であると診断しました。原因は、腰痛の治療目的で多量に使っていた湿布薬でした。アスピリン喘息は、アスピリンだけでなくＮＳＡＩＤｓ（エヌセイド）と分類されている鎮痛剤（湿布薬を含む）により引き起こされる、重症の喘息です。鼻閉、鼻汁、強い喘息発作が薬を使って30分後くらいから急に起こり、しかも激烈です。この患者さんには湿布薬、鎮痛薬を完全に止めてもらい、喘息の治療薬も変更してもらったところ、ほとんど発作は起こらなくなりました。

◉漢方薬の影響

膏薬もそうですが、漢方薬は中国伝来の医学を日本的に改良したものであり、いわゆる中医学とは異なります。中国では、前漢時代（紀元前２０２～西暦８年頃）までに医学思想が形成され、次いで後漢（西暦25～２２０年頃）になり、医学古典といわれているものが成立しました。後漢末頃には、先に述べた華佗が現れました。

華佗は宗教的な精神療法、薬物療法を体系として完成させましたが、なかでも外科療法に麻酔法を取り入れたことで知られます。華佗の麻酔法にはイランの医学の影響がみられるといいます。医学もシルクロードを経由して伝えられてきました。また、鍼治療の発明は古代中国の扁鵲《へんじゃく》によるといわれます。扁鵲は遍歴の先々で奇跡医療を行い、治療神とも崇められていました。

先にわが国の医療の特徴の一つとして、中国医学との考え方の連続性を指摘しましたが、これは現代の日本の医療にも深く根をおろしています。日常的に使われている医療に関連する言葉を次のように整理してみました。

●**医学…**医療、医学は、命という人間生活に一番近いところにありながら、使われている言葉は特殊でわかりにくいものが多くあります。歴史的にみて医学（medicine）とは内科学を意味しました。内科という呼び名がいつ頃成立したかは不明ですが、19世紀頃には欧米で成立していたといわれます。漢方医学では本道とも呼ばれました。他方、血液を扱う外科や外傷の治療に関わる医師の身分は欧州では低いとされていました。古い時代では急性病は流行性の感染症が問題であり、有効な治療法がない時代には流行を防ぐ対策で精いっぱいでした。慢性病が急に悪化したときに初めて病気にかかったと大騒ぎするようなことが多かったようです。心筋梗塞や脳卒中の場合がそうでした。

●**科学…**医学は間違いなく科学の一翼を担っています。「科学」は古い言葉ではなく、明治期にscience《サイエンス》の訳語として作られたもので、数学や物理、化学などあらゆる学問を表すものでした。和製漢語として中国に逆輸入され、中国語の辞書にも載っています。scienceは17世紀頃、ラテン語のscience（知識）から派生したといわれます。ガリレオやニュートンの学問はnatural philosophy（自然哲学）と呼ばれました。天体観測や力学実験だけでなく、神学や錬金術といった擬似科学をも含むものでした。現在でも博士号は、Ph.D.と表現されますが、これはDoctor of Philosophyの略であり、哲学こそが自然の摂理を説明する基本原理と考えられていたことに拠っています。

学問全体が進歩する中で、研究分野が細分化しました。これが文明開化の日本に入ってきたのです。ついでに付け加えるなら、経済、哲学という言葉も明治になって作られた、あるいは新たな意味をもった言葉です。

●**衛生**…明治の初めには衛生という新語がはやりました。内務省に国民の健康をつかさどる役所を設置するとき、初代局長の長与専斎はその局名を考え、荘子の書にある衛生という言葉を思いついたのです。衛生は文明開化の流行語となりました。

●**健康**…健康とは健体康心の略です。健康という言葉は、１８３２年高野長英（１８０４～１８５０年）によって『漢用内景説』に使われたのが最初という説、また緒方洪庵（１８１０～１８６３年）によるという説もあります。オランダ商館所属の医師、シーボルトの弟子だった高野長英は、漢方医学と西洋医学を比較した上で、生理機能を把握することの重要さを説いたといわれています。

健康は、明らかに西洋医学の導入を背景として作られた言葉です。江戸時代には、養生という言葉が使われていました。養生という言葉は儒教を背景として、戦後まで道徳教育に関わる言葉として残ることになりました。福沢諭吉は『西洋事情』初編で英語の health の訳に「健康」を用いました（１８６９年）。養生に替わり健康という言葉が使われ、健康＝health と考えられるようになり、ここに来てようやく西洋医学がわが国に同化されるようになりました。

病気は個人的な問題という狭量な考え方から、それを起こした社会的な責任として捉えられるようになり、従って個人の病気に対し社会が責任をもち解決するような仕組みができあがってきました。個人が健康を保つよう最大の努力をしていくということは、自分を支えてくれる社会に対し、責任をもつということをも意味します。

Column

死因をめぐる考察～「老衰」の裏に潜むある可能性

最近は、全国的に病理解剖の件数が減少しているといわれますが、私が勤務していた頃の東京都老人医療センター（現＝東京都健康長寿医療センター）では剖検率は90％以上でした。その中で、死因が不明の場合は５％以下でした。老衰という病名を目にすることはほとんどありませんでした。

日本における老衰による死亡者は、１９４７年の約７万８０００人から２０００年には約2万１０００人まで減少しましたが、21世紀に入ると反転し、２０１７年には約10万１０００人まで増加しています。また２０１８年には全死亡数に対して、老衰の割合は3位に上昇しています。

日本経済新聞社は、市区町村別の後期高齢者（75歳以上）１人当たりの年間医療費と、厚労省の老衰死比率データ（２００８～２０１２年）を分析して発表しました（２０１７年）。死因に占める老衰の比率が高い市区町村ほど医療費が低く、老衰で死亡するまでの介護費が低いという結果です。老衰死が増加したので医療費が安くなった、という論調です。科学的に振り返ってみて、高齢者の病気の治療については問題点の絞り込みが難しく、見通しも立てにくいことが背景にあります。加えて、社会的、一般的に納得されやすい、つまり言葉は悪いがいわば「あ・うん」の呼吸に近い診断名として「老衰」が使われているように思えます。

他方で、一人ひとりの死亡原因を厳

密に検討して死亡診断書が作成されるなら、特定の死因が絞られて老衰死は減少するのではないか、とも思えます。しかし、若い世代のように一つの病気が死に追いやるのではなくで、肺炎を起こし、心不全もある、強い貧血があり、血液中の酸素も高度に低下してい る、腎臓の機能も低下してくる、といった多臓器が同時に障害を起こした高齢者を多く看取った経験から、「老衰」という診断名が選択されるのもやむを得ないのではないか、と思うのも事実です。私自身は、死亡診断書を書く時には『老衰』という診断名を使ったことがありません。私の母は、２０２２年５月に１０２歳で死亡しましたが、診断名は老衰でした。担当医から説明を受けましたが、確かに枯れ木が朽ちるような最期でした。多くの検査は不要であり、検査を行っても救命の治療に結び付くまいと思われました。このことを経験して、必ずしもどの臓器の障害かが説明できなくても、心の中で受け入れられればそれでよいのかと思うようになりました。

２０２２年9月、英国、エリザベス女王が96歳で崩御されました。死亡診断書には「老衰」と記載されていたとのことですが、後日、骨髄腫の治療中であったと発表されています。後者の診断名をわざわざ発表した真意は不明ですが、科学性という点で発表を必要としたのであろうと考えています。

4. 慢性疾患を医療の歴史から考える

医療は医学の応用科学として、創造、経験、模倣、継承、工夫をくり返し、現在の形に発達してきました。医療は均一で質の高い提供が求められていますが、実際は住んでいる国や地域によって、提供のされ方や内容にかなりの違いがあります。歴史的には戦後、米国の医学が強く世界をリードしてきましたが、俯瞰的にみると各国はそれぞれ自国の医療を工夫しながら作り上げてきています。

わが国では、江戸時代まで続いた日本型医療がドイツ医学に影響を受け、さらに戦後は米国医療に変更されました。その米国では、いま禅の思想が注目されています。また、慢性疾患の考え方も、医学の進歩に合わせて変化してきています。ここでは医療の歴史を振り返ります。

◉病気の原点はどこにあるか？

瘴気《しょうき》は「悪い空気」という意味です。古代から19世紀まで、瘴気は感染症に分類される疾患を引き起こすと考えられ、気体または霧のようなエアロゾル状物質と考えられました。現在では新型コロナウイルス感染症は、まさしくウイルスを多量に含むエアロゾル状物質を吸い込んで発症するものですが、瘴気で起こると考えられた代表的な病気はマラリアでした。

マラリアの名は古いイタリア語で「悪い空気」という意味の mal《マル》 aria《アリア》 からきています。日本の古典などで出てくる瘧《おこり》とは、大抵このマラリアを指していました。瘴気は、マイアズマ、ミアスマ、ミアズマともいい、ギリシア語で「不純物」「汚染」「穢れ」を意味します。

漢字の「瘴」は、マラリアなど熱帯性の熱病とそれを生む風土を意味します。感染症が細菌あるいはウイルスにより引き起こされ、ヒトからヒトへ広がっていくさまは人々を恐怖に陥れました。見えないものに対する恐怖は、いまの時代でもあまり変わっていないような気がします。

◉黎明期の米国における慢性疾患

18、19世紀は、すでに慢性疾患に関して数百種の本が発行されていました。しかし、その多くは感染症について歴史的考察を加えたものでした。

内科学の祖といわれるウィリアム・オスラーは、彼の代表的著書となる教科書で、「患者はかかったその病気で死亡するのではなく、感染症が加わって治癒不能の病気になる」と述べています。この教科書には、当時感染症の大家であった野口英世も寄稿しています。

オスラーは、カナダのマギル大学、米国のペンシルベニア大学、ジョンズ・ホプキンス大学、英国のオックスフォード大学の教授を務め、カナダ、米国、英国の医学の発展に多大な貢献をしています。また、医学教育にも熱意を傾け、今日の医学教育の基礎を築きました。しかし、感染症という枠を越えて慢性疾患についての問題点の幅を捉えることは、まだ不可能でした。

1章でご紹介したジョージ・ワイツによる『20世紀の慢性疾患：その歴史』の中で、著者は米国における慢性疾患の対策の歴史を詳しく解説しています。

１９０５年、米国マサチューセッツ州で行われた統計調査では、（罹患の長さだけで）急性・慢性を区別し、急性病は１０００人の回答者のうち１・12人で、慢性疾患は７・９人でした。慢性疾患のうち、結核が19世紀末に問題となってきました。細菌学の発展により結核の治療薬が出るまでは、治癒させることができない結核と、治癒可能な梅毒（水銀製剤による）に分けられていました。

慢性疾患は、治癒困難な社会的問題であり、例えばジェラルド・グローブは『米国の精神病院』（１９７５年発行）の中で、１８７５年代の慢性疾患と精神疾患を検証していますが、同列に並ぶやっかいな社会的問題として慢性疾患を取り扱っていました。１９２５年頃になって、前世紀にがんの発生に関して推定されていた遺伝的素因が、慢性疾患にも応用されるようになりました。

これにより、病気を探るという意味で患者に対し、いつからどのような障害が経過してきたかを聞き出すようになり、その情報を医師の間で交換するようになりました。慢性疾患が経過から明らかにされてきたのです。

しかし、弁護士、政治家がこれに加わるようになり、これを医師たちが拒否するようにもなりました。新型コロナウイルス感染症をめぐって、トランプ前大統領と科学者との確執が問題となりましたが、米国で疾患の取り扱いに政治家が科学者を越えて口を出してくるのは、すでにこの頃からの伝統だったのです。

◉日本人型医療を作り上げる

わが国の近代医療は、ときの政府の方針により決められ、ほぼ丸ごとが体系化した形で欧米から入ってきました。その全体史はたかだか１５０年くらいに過ぎませんが、元は欧米語であった病名の多くは漢字で表現されているように、だれにでもわかりやすく理解できるよう同化されてきています。同化はおそらく、現場で働く医療者たちの創意工夫によるものでしょう。正確でわかりやすい病名は、患者さんとの対話という作業に欠かすことができないからです。

明治までのわが国の医療は、多くは大陸からの情報で、同時期の欧米諸国でもそうであったように、疾患の対症療法が中心となっていました。しかも、例えば高血圧があり、それが原因で脳卒中を起こしたとしても、脳卒中だけが治療の対象とされました。

安静に寝かせて意識が戻るのを待つ。正確な理屈がわからず治療法もない時代には、やむをえないことでした。

明治の初期に医療者たちが日本人型医療を作り上げるために、言葉と同様にこれに見合った思想体系をも作ろうと努力を重ねていたことは注目されていいことです。江戸時代には、医療は思想に支えられていたからです。

しかし、現代に至っても呼吸器領域だけでも「リハビリテーション」や「ＣＯＰＤ」のように、言葉においても日本型への同化が乏しい領域がなお残っています。同化が不十分な領域は、わかりにくく、受け入れが遅れ、対話が不十分な原因となっています。

Column

禅が医療に影響を与えている

最近届いた米国胸部学会からの情報では、若手医師の臨床医学の教育で新しい試みが始められているそうです。これを進めているのは、国際的でしかも多職種からなるグループです。驚いたのは、そこで働く医療者のことを「ゼンテンシビスト」という新しい名称で呼んでいることです【5】。

ここで言うゼンとは禅です。手始めに、仏教とは無関係ではあるが禅の思想を基本に、集中治療室での勤務者を育成していこうというのです。欧米ではいま、禅がブームです。現代の禅ブームのきっかけは、間違いなく鈴木大拙《だいせつ》だと思います。彼が多くの仏教解説書を英文で発行したことが、広がりのきっかけとなっています。

只管打坐《しかんたざ》という禅の思想は、余分なものを除け、決断しろ、実践的であれ、という言葉に置き換えられて、集中治療室でのモットーとなっているといいます。

“#zentensivist”というハッシュ・タグで、多くの情報が飛び回っています。集中治療専門医という名称の代わりに「禅テンシビスト」と呼ぼうというのです。その精神は、患者に対するヒューマニズム、臨床医としての統率力、リスクに対する包容力が3本の柱であり、これを支える医療は、つねに最少の治療で最大の効果を挙げることを目標とするものであるといいます。

考えてみれば、これらこそが臨床医が慢性疾患に向かい合う基本姿勢といえるものです。一人ひとりの臨床医がもつべき情報は、多彩で先端的でなくてはなりません。しかも、多くの医療情報の全体はつねに一人の患者個人に向かい合うものでなくてはならないのです。その考え方に立つなら「禅テンシビスト」は集中治療室だけでなく、全ての臨床医がもつべき思想哲学ではないでしょうか。科学、技術を越えて日本の思想が取り上げられるようになったことは、誇りに思ってよいと思います。

鈴木大拙（１８７０～１９６６年）は、金沢の生まれで、父は藩医で若くして死去。大拙は地元で英語の教師を務めていましたが上京。同郷の哲学者、西田幾多郎とは刎頸《ふんけい》の交わりでした。鎌倉、円覚寺にて参禅し、禅の研究を行いました。米国にわたり出版社に勤務し、東洋学関係の出版事業に従事、仏典の英訳や禅に関する著述を英語で行い、禅を含む仏教を米国全土に広げました。１９４９年には日本学士院賞、文化勲章を授賞しています。１９５０年より再び渡米して各地の大学で講義を行いました。現在、米国のインテリ社会にＺＥＮが伝わっているのは大拙の功績といえるものです。アップル社の設立者の1人である、スティーブ・ジョブスも禅の影響を受けました。

大拙は長年米国で生活し、浄土宗に関する多くの著作は、英語で著され出版されたものが翻訳されて、日本で出版されています。日本の仏教学者の解説する仏教論はどれも難解ですが、一度、英語のフィルターを通して説明してもらうと実に納得できる説明となっています。

僧侶であった私の父が大拙と並んで写っている写真を目にして、私もとても親しみを感じています。２０１９年4月に開設した私たちのクリニックの法人名は「至心」と言う言葉を選びました。これは大拙がもっとも大切にしている言葉の一つです。大拙は95歳で聖路加国際病院にて逝去しましたが、日野原重明先生との交流も知られています。

◉「病」の捉え方の原点を探る

『古事記』や『日本書紀』には疫病の記述があり、日本では古くから病は神の怒りや悪霊のたたりと考えられてきました。そのため、「穢れ」をはらう儀式が治療とされる一方、中国から漢方などの薬草を輸入していたとみられる文献も残っています。人は経験則で薬草が病に効くと知っていました。日照りによる飢饉や地震に加え、とりわけ甚大な被害を及ぼしたのが、735～737年頃に流行した天然痘とみられる疫病です。

大陸から九州にもち込まれたウイルスが各地に広がり、当時の人口約450万人のうち25～35％が死亡したといいます。コロナ禍のいまになって思うと、急性疾患が蔓延し、大混乱の状態となっていたことは容易に想像がつきます。東大寺の大仏造立のきっかけは、相次ぐ国難を克服するためだったといわれます。疫病終息から15年を経て営まれた大仏開眼会の奈良の大仏は、疫病をなくし、国を救いたいという願いを込めた象徴でした。

江戸末期までは個体を全体として捉え、それこそ人体を小宇宙に例えるように思想を形作ってきました。個体を小宇宙と考えるような考え方は、明らかに仏教思想を背景としています。ターミナル・ケアと呼ばれる終末期の医療のあり方は、部分をつないで全体を考えるような欧米的な発想よりもはるかに日本人には得意な分野であるはずでした。残念ながら終末期に関する多くの医学用語は現在、カタカナのものが多く、わかりにくいものになっています。これらの言葉は本当に日本人好みになっているのでしょうか。

「空気を読む」という言葉が流行しました。意外に思われるかもしれませんが、「病気」という言葉は平安後期にはすでに使われていた古語です。景気も同じ頃の書物に出ている古語に由来します。日本語には「気」がつく言葉は実に多いのです。病気という言葉は古い起源をもっていますが、庶民が理解する言葉として重要だったので、医学が進歩しても呼び名は残ってきました。その時機に応じて意味は少しずつ変化して使われてきたのです。

◉重症の糖尿病だった道長

ちょうど千年前の平安時代、当時は摂関政治の全盛期で、その頂点に藤原道長（966〜1028年）がいました。娘を次々に天皇の后（皇后、中宮）として権勢をふるった道長には、傍若無人の専横を伝える多くの逸話があります。支配者にとってもっともいい時代でした。道長が詠んだ歌がそれを知らせてくれます。

この世をば　我が世とぞ思ふ　望月の　欠けたることも　なしと思へば

「この世の中で自分の思うようにならないものは何もない。満月に欠けるもののないように、全てが満足だ」――この時点で3人の娘を次々に天皇や皇太子の后とした道長が、得意満面に詠んだ歌とされてきました。しかし近年の研究では、どうやら道長の健康状態はわが世の春を謳歌するような状況ではなかったこともわかってきています。

そんな栄華に満ちあふれた道長は、美酒美食に明け暮れ、運動不足となり、さらには権力闘争でストレスも強かったためか、中年過ぎからはしばしば口の渇きを訴え、昼夜なく水をほしがり、脱力感にもおそわれていました。ちまたには餓死者が出る世にもかかわらず、伝わる肖像画は高度の肥満。日本で詳しい生活記録が残る、最初の糖尿病患者と考えられています。

道長が訴えた症状は深刻でした。白内障か糖尿病網膜症により眼が見えにくくなりました。さらに、背中にお椀ほどの大きな腫れ物ができ、寝込んだといいます。免疫力が低下し、ちょっとした傷でも化膿を起こしやすい糖尿病の症状と考えられます。道長はこれが原因となって、敗血症に陥り、最期は多臓器不全で他界したと考えられています。62歳の生涯でした。

糖尿病の患者の尿が甘いことは、欧米では17世紀に知られていました。化学的にそれが糖とわかったのは18世紀の後半です。解剖例でこれがすい臓の病気によることが判明したのは、1901年のことです。

◉日本の医療の産みの苦しみ

近代医療は、開国とともに怒涛の如く入ってきました。江戸時代までは原因不明の病気を「虫」と呼び、咳などの症状にも「虫下し」(寄生虫を取り除く薬)が効くと信じられてきました[2]。はしかなどの治療には、現在では猛毒として知られるトリカブトが使用されていたこともあったといいます。いまでも日本人の漢方薬好きはありますし、貼り薬は膏薬の名残りであろうし、欧米の医学書には見られない処方です。

華岡青洲(1760~1835年)は、江戸中期の外科医であり、世界で初めて全身麻酔を用いた乳がんの手術に成功しました。実母の於継と妻の加恵が実験台になることを申し出て、数回にわたる人体実験の末、於継の死・加恵の失明という大きな犠牲の上に立つ全身麻酔の成功でした。

青洲は常に「内外合一《ないがいごういつ》、活物窮理《かつぶつきゅうり》」を唱えました。日本伝統の漢方医学とその頃外国から伝わったオランダ医学を区別せず、机上の空論ではなく実験や実証を重んじる、という意味です。しかし、こうして得た医術も限られた弟子にしか公開しない秘密主義的な面が存在しました。私塾での医学教育であり、知識を共有することにはなりませんでした。新しい医療を広く人のために、という発想には至っていません。

＊　＊

江戸時代後期、１８５４年12月23日朝に、大地震（安政東海地震）が発生しました。南海トラフ巨大地震の一つでもあるとされ、約32時間後にはさらに安政南海地震（Ｍ８・４）が起こりました。この地震の前年には黒船が来航。これを期に改元されて安政と改められました。歴史年表上では安政元年であることから、両地震を合わせて安政大地震と呼んでいます。さらに大地震の起きたおよそ3年後、江戸市中を襲ったのは不気味な疫病でした。コロリと呼ばれたコレラは、長崎から各地に広まり、江戸だけで3万人ともいわれる死者を出しました。当時は異国船が開国を迫って来航していた折も折。それまで、はしかや天然痘といった命にかかわる伝染病を幾度となく乗り越えてきた人々も、異国から入ってきたらしい得体の知れない病原菌には、なすすべもありませんでした。

江戸末期、安政年間のこうした世相は、どこか現代と通ずるものがあります。明治時代に入ると貿易が盛んに行われるようになり、度重なる感染で、10年間で患者が計37万人超、死者が計24万人超に上ったとされます。

◉医療の近代化以降の苦悩

江戸から明治期になり、開国のときに根底となる哲学を見直す動きがありました。西洋の知識をそのまま日本人に当てはめることに抵抗し、独自の体系を作ろうとしたのです。龍谷大学の中西直樹によれば【1】、近代医学の確立に向けて西洋医と漢方医との確執があり、西洋医らは儒教に代わる医の倫理性を仏教に求めたと考えられるといいます。明治期に日本の近代医学の黎明期を先導した医師の中に、仏教に関心を寄せた人物が多くいました。

緒方惟準《これよし》（1843～1909年）は、日本の近代医学の創始者に位置する緒方洪庵の次男として生まれました。緒方洪庵は大阪の適塾では福沢諭吉の師でもありました。幕府の長崎医学伝習生となった後、父の死後、江戸に戻り西洋医学所教授となりました。オランダのユトレヒト医科大学に留学していましたが明治維新となり、やむなく帰国。陸軍医学校の創設に関わった後、仏教僧侶の協力を得て大阪で緒方病院を設立。これより先に大阪医学校が1872年に文部省の学制改革で廃止が決まった際にも、寺院僧侶、開業医、豪商が資金援助を行い、現在の津村別院に病院を設立しました。このような仏教僧侶との交流の中で、緒方は仏教への信仰を深めていきました。

東京では、佐々木東洋（1839～1918年）の存在が大きかったといえます。東京大学病院長を務めた後、杏雲堂病院を創立しました。彼のグループには先の緒方惟準や金子堅太郎（政治家）、三宅秀《ひいず》（東大で最初の医学博士）、佐藤進（元順天堂院長、陸軍軍医総監）、菊池大麓《だいろく》（元東大総長、数学者）、長与専斎《せんさい》（初代衛生局長）、長谷川泰《たい》（日本医大前身の済世学舎の開設者）ら、医学界や政界で活躍したそうそうたる人物が多数参加していました。ほぼ全員が１８４０年代の生まれであり、活躍の時期は壮年でした。当時は、医学界、宗教界、政治家が哲学や価値観を創造し、共有しようと努力した時代でした。いまから考えてもうらやましいようなサロンでしたが、国家神道の推進策とともに急速に消えていきました。

◉慢性疾患をどのように診るか

慢性病を中心とした臨床医学を科学のレベルに引き上げたのは、フランス人、クロード・ベルナール（１８１３〜１８７８年）の功績であるといわれます。パリ医学派と呼ばれる人たちの一人です。ベルナールの『実験医学序説』は19世紀半ば、臨床医学の胎動を促す指針となるものでした。「医学の目的は健康を保ち、病気を治すことである」という簡潔な言葉で始まっています。この言葉こそが、いまでも多くの臨床医、医学研究者の思いを代表しているといえるでしょう。

『実験医学序説』は私も学生のときに読み感銘を受けましたが、いまになって読み直してみてもみずみずしい感覚がよみがえってきます。臨床医の心がまえが書かれているこの本は、ベルナール自身が病気となり療養中に書かれたものであり、科学としての医療を研究している最中に自分が患者となりました。それを踏まえた彼の説く医師像だからこそ、感銘を与えるのです。

彼が病気になったのは、不衛生きわまる実験室の生活で健康を害したためといわれます。私自身も研究者として生活を送った時期がありましたが、実験室は昭和の終わり頃の時代でも決して衛生的だとはいえませんでした。

ベルナールは、医学は観察科学と実験科学から成るといいます。今日の考え方で言えば、「観察科学」とは患者が困っていることを聞き出し、診察してどの病気に相当し、どの病気ではないと決めていく作業、すなわち「診断」を行うことです。「実験科学」とは実際の経験という意味に近く、治療をすることを意味しました。臨床医は科学者でなければならない、理論を組み立て実際に行う、理論と実際を兼ね備えなければならない、と言っています。

完全な臨床医＝科学者は、日常、患者を診るという「実験」の理論と、治療＝実際を同時に兼ね備えた人でなければなりません。その条件とは、事実を検証し、その事実にもとづき構想を立てる。この構想の上に推理を行い、「実験」を組みたて実現する。この「実験」から新現象が生まれ、次の観察を行う。これらは連関した円環作業として行います。ベルナールにより提唱されたこの考えこそが、診る側の臨床医がつねに念頭におかねばならない基本的な考え方でしょう。対応が難しいことが多い、慢性疾患に向かい合う医師の基本的な姿勢を説いています。

◉西洋医学から学んだ江戸後期から明治

江戸末期から明治維新にかけて、医学には大きな変革が起こりました。その一つは、明治初期にそれまでの漢方医学を一気に西洋医学に切り替えたことです。西洋医学への期待は内科よりも外科治療への期待が大きく、その段階で2万人を超える漢方医がいたといわれます。二つ目は、西洋医学の中で英国を選ぶかドイツを選ぶかの岐路で、ドイツ医学を選ぶことになりましたが、これも急ハンドルに近い選択でした。

太平洋戦争後は、急速に米国寄りになっていきました。

鎖国していた日本を強引ともいえる方法で開国に踏み切らせたのは、米国、ペリーの来航でした。１８５２年、海軍省郵船長官の職にあったペリー提督はアメリカ東インド艦隊司令長官に任命されました。ときに58歳。大統領親書を携え、人生最後の大仕事であることは間違いありませんでした。出発までにオランダ商館長と綿密な連絡を取り合い、また日本の政治体制だけでなく文化、宗教に関する情報を集め、周到な準備をしていました。

のちにペリーが出版した『ペリー艦隊日本遠征記』の中で、当時の米国人が日本の医学、医療をどのように見ていたかを示す記述があります。「オランダ側からの情報によると、オランダ商館長が江戸に行くと、同伴したヨーロッパの医師はかならず日本人医師の訪問を受け、専門的な事柄について詳細に質問された。その訪問の目的は教えを乞うことだった。彼らにもすでにいくらかの知識があったが、解剖学の知識が全くないのが問題点である」と見抜いていました。

しかしペリーたちは、日本には継続して行われてきた古くからの医術があり、他方、オランダから得られる知識は全て日本語に翻訳されていることを知っていました。オランダ商館を窓口に日本の医療に接したヨーロッパ医師たちは、日本の医師を好意的に見ていました。ヨーロッパ医師の一人、シーボルトは日本全国から彼の下に集まってくる医師たちの熱意を高く評価し、また彼らの見識の高さをほめています。

江戸時代の後期、１８４０年代には、米国でも医療はまだ黎明期でした。医療はまだ混乱期にあり、多くの分派や異端が生まれていました。ほとんどの州には医師免許に関する法律がありませんでした。男性は医師免許がなくとも医師になることができたし、女性は産婆をしたり怪しい薬を作って販売することができました。聖職者が怪しい信仰療法を行うこともあり、なかにはパートタイムで医師をするものがいました。貧しい患者は、自分たちが受けられる範囲の疑似治療で満足せざるを得ませんでした。

しかし、時代に遅れまいとする良心的な医師たちは、医学会を組織して知識を共有するようになり、そのための医学雑誌も発行されました。さらに新発見は、電報を通じて連絡し合ってもいます。今日のインターネット、ＳＮＳと同じ機能です。自分が経験で新しく得た臨床医学の情報を、互いに報告し合うようになっていました。このような情報の共有や伝達は、医学の発展には欠くことができませんでしたが、私塾から発達したわが国では情報の共有が遅れ、進歩が大きく遅れる原因の一つにもなります。

◉種痘による医療の展開

西洋医学の基盤となったのは、種痘でした。ワクチンが医療の近代化に貢献することになったのです。１７９６年にイギリスの医師ジェンナーが、牛が感染する牛痘の膿を用いた安全な牛痘法を考案したのが世界中に広がっていきました。日本には１８４９年に佐賀藩の医師、楢林宗健とオランダ人医師、モーニッケが種痘を実施し、これが全国に普及しました。大阪では緒方洪庵が「除痘館」を開きました。江戸では安政５（１８５８）年に、伊東玄朴ら蘭方医83人が資金を拠出しあって神田に「お玉が池種痘所」を開設しました。これが幕府直轄の西洋医学所となり、さらに単に医学所と名前を変えて、幕末の西洋医学教育の中心となっていきました。現代の新型コロナワクチンは、昔の種痘に相当するものですが、いまに至っても予防接種はさまざまな話題を提供しています。

◉日本人のための医療の構築

医療は、多くの先人の努力でいまの形になりました。いわば共有財産であり、その大きな目的は患者さんたちのために、というものでした。どの時代であっても、全ての患者さんが満足という状態には至りませんでした。長寿は実現できても、健康面での不満や不安のない長寿ではありません。

ＣＯＰＤをはじめ、多くの慢性呼吸器疾患をもつ患者さんが、高度の酸素欠乏と息切れに苦しみ、長い入院期間になっていたことを解決したいと考え、私は在宅酸素療法に力を入れてきました。集中治療室での治療中ならともかく、自宅で暮らす人にはなによりも活動的でいていただかなければなりません。さもなければ、クオリティ・オブ・ライフ（ＱＯＬ）という日常生活の快適さだけでなく、暮らしていく基盤となる経済活動すら成り立たないからです。そのためには、日常生活の活動性が保たれていなければなりません。呼吸リハビリテーションは、不自由になった生活をもう一度再生させるために欠かすことができないものです。

リハビリテーションとは、ラテン語の habilitatus という言葉を語源とし、適した状態にするという意味をもつ言葉です。これがフランス語に訳されたときには能力、あるいは熟練を意味するようになりました。欧米人は、新しい医療の名称に期待を込めたのです。台湾では「復健」と呼ばれていることを知りました。

以前、外国人を案内しているときに、街に横文字表記の看板が多いことをみて彼は、日本人は誰に読ませるつもりであのような看板を出しているのだろう、と質問され、答えに窮したことがあります。借り物でなく、自分たちのものを作り出すという努力は明治の医療者たちと比べ、格段に低下しているのではないでしょうか。終末期医療はターミナル・ケア、最近ではＡＣＰと呼ばれます。advanced care planning の略ですが、患者さんのほとんどが知らない呼び名です。そうした名称で患者さんや家族に、真意を伝えることなどできるのでしょうか。わかりにくいＣＯＰＤの日本語の病名も、誰か考え出してくれないでしょうか。そうすれば、一般により広くメッセージが伝わるのではないか、受診する方も多くなるのではないかと考えています。

◉日本医学会の開催・設立

西洋をはじめ、わが国の医療がどのように成立し、発展してきたかについては多くの著書があります。明治の後半から大正の終わりまで、日本の医学史研究は大いに活気を呈しました。また各時代の社会情勢を強く反映してきました。その中で富士川游《ゆう》（１８６５～１９４０年）の『日本医学史綱要』（平凡社、１９７４年）は、わが国の医療が中国大陸の影響を強く受け、それを消化して独自の「漢方」を発達させた、江戸時代末までの歴史を細かく考証したものです。その元になった『日本医学史』は、明治37（１９０４）年に発行されています【2】。

明治23（１８９０）年に第1回日本医学会が東京で開催されたとき、富士川は幹事役として貢献しました。この年に第1回の帝国議会が開催されました。その後、政治的な問題で、日本医学会はいったん中止となりましたが、明治35（1902）年、16の分科会が合同して第1回日本連合医学会を上野の東京音楽学校で開催しました。先述したように第3回からは日本医学会と改称し、以後4年ごとに開催、第31回日本医学会総会は2023年4月15日から約一週間、東京で開催されました。

◉鎖国によって日本の医療が遅れたわけではない

浅学の誹《そし》りを承知で、日本と西洋の医学を対比させると【図5】のようになります。こうして見ると、江戸時代の鎖国が医学、医療の国際化に乗り遅れた原因のように思われ、鎖国を非とする意見があると思われますが、荒野泰典《あらのやすのり》による『鎖国を見直す』（2019年）〔6〕では、そもそも鎖国については大きな誤解があると言います。「海禁・華夷《かい》秩序」論という独自の主張によれば、鎖国というより海禁体制と呼ぶべき政策であるというのです。

鎖国とは何か。「鎖国」は、ドイツ人医師ケンペルが著した『日本誌』を、享和元（1801）年に元長崎通詞の志筑忠雄が「鎖国論」と訳した概念で、外圧の高まりとともに江戸時代を外国から閉鎖した社会とみる考えを定着させていきました。志筑は、オランダ語のうえにドイツ語、ラテン語まで読んだ形跡があるといいます。当時は天文学者として知られており、その他の著書でニュートン力学を紹介しています。

荒野は、わが国の近代がペリー来航による「開国」で始まったという固定観念は脱却すべきであるといいます。太平洋を越えてわが国へ至る旅が困難な時代には、米国を出発し大西洋を横断し喜望峰、南アジアを経て東アジア地域へと達するのが海を挟みながらもつながりをもてた唯一のルートといえるものでした。

【図５】日本と西洋の医学の発展と影響

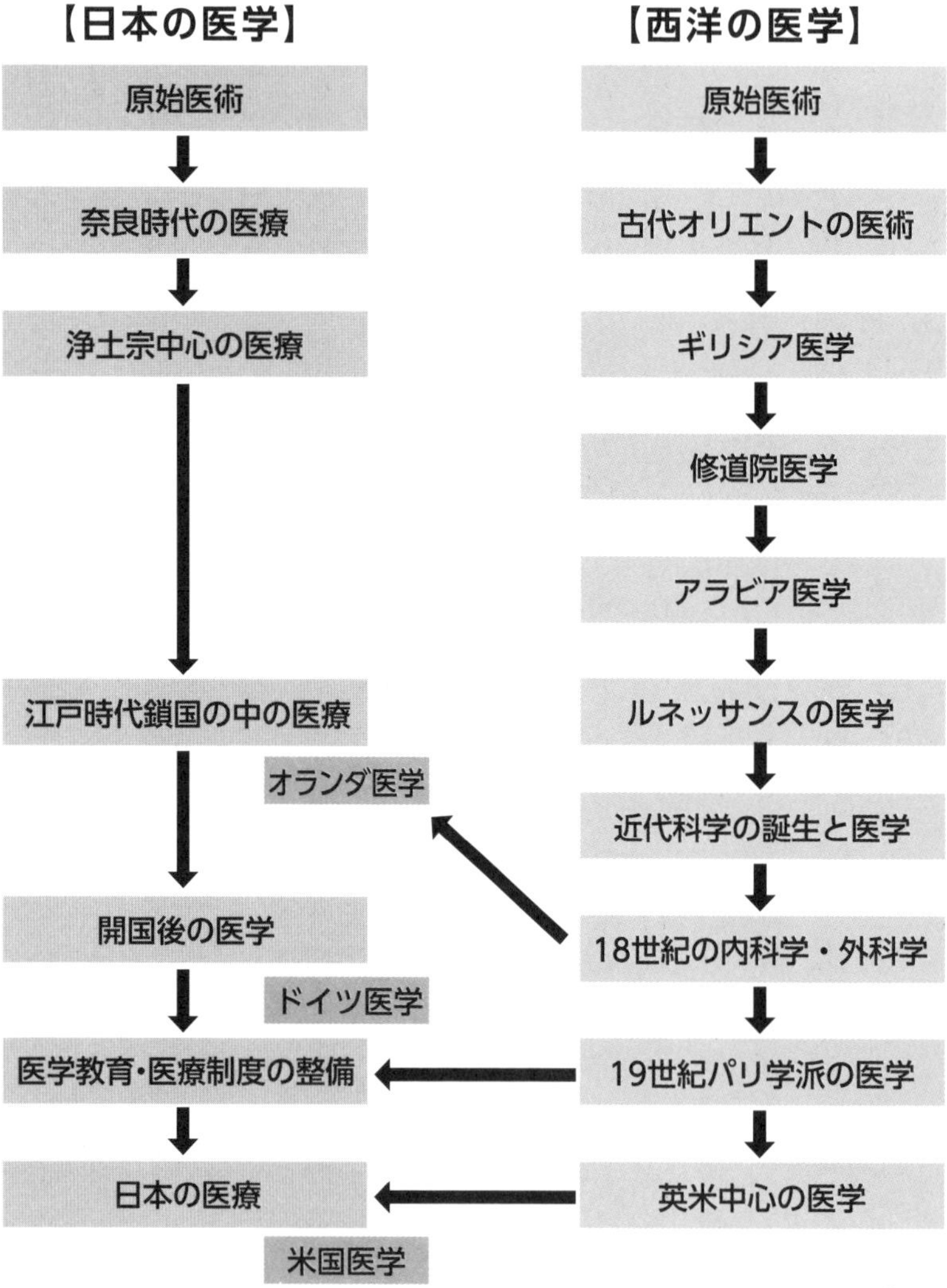

（木田原案）

開国前後の医療

わが国の医療、医学の情報は黎明期には大陸からもたらされました。中国では中医学として発達したのに対し、わが国では漢方医学と呼ばれるようになりました。清の時代には大陸の中医学に復古運動が起こった結果、わが国の漢方医学は大陸とは大きく異なることになりました。詳しく述べることは控えますが、大陸から入ってきた情報をそのまま伝承するのではなく、独自の解釈で修正、改変を加えて日本型に変化させていった点は、鎌倉時代に大きく変貌を遂げた仏教と類似しています。

江戸時代、外国から入ってくる情報ソースは極めて限られており、その中で行われる医療が不十分であることは医師である「診る側」にとっては不満でした。断片的にオランダ商館から入ってくる医学情報に触れ、何とかして新しい情報に触れたいという焦りは、当時の医師の共通した思いだったことでしょう。他方、漢方医学でも原典に近い文献、医療典籍に立ち戻り伝統的な医療を検証し直そうとする動きがあり、考証医学と呼ばれ、これを診療に反映させる動きもありました。

幕末に近づき洋学が入る量が増えるほど、医師たちの一部には強い不満が生じました。高野長英（1804～1850年）はその端境期《はざかいき》を生きた不運な人でした。仙台藩一門の水沢で生まれましたが、養父が蘭方医学を学んでいた医師であったことから自分も医学を志しました。父の反対を押し切り、長崎に留学してシーボルトの鳴滝塾で学び、その塾頭を務めるほどの俊秀でした。幸いにもシーボルト事件には巻き込まれませんでした。

長英は江戸に戻り町医者として蘭学塾を開き、西洋近代の哲学書を和訳紹介しました。蘭学を教えながら傍らに医学も教えるというのは、この当時の医学教育の仕組みでした。大阪にあった緒方洪庵の適塾の教育もこれに近かったようです。日本の医学教育は、私塾を中心に行われてきたのです。これは欧米の医学教育と大きく異なる点です。

伊東玄朴（1801〜1871年）は幕府のお抱え医師として仕え、日本の西洋医学の立役者となりましたが、長英とは鳴滝塾で学んだ仲でした。長英はことに語学に長けていました。開国を主張し幕政を批判して囚われましたが、牢屋の火災に乗じ脱獄しました。顔を硝酸で焼いて人相を変え、町医者をしながら兵学書などの翻訳を実施していましたが、素性がばれて幕府に捕縛され、その後死亡しました。

ペリーが来航したのはその3年後の1853年で、日本は翌年開国の条約を結ぶことを約束させられました。2度目の来航のときに、吉田松蔭（1830〜1859年）が米国へ連れていってほしいと夜間に小舟で蒸気船に近寄り交渉します。交渉は失敗しましたが、有能な若者だから決して罰しないでくれ、とペリーは幕府の役人に頼みこみました。しかし松蔭は囚われ、国もとで蟄居《ちっきょ》の身となりました。その後1859年、安政の大獄に連座した罪で投獄、処刑されました。巻き添えをくって交友があった佐久間象山も連座して蟄居となり、「西洋かぶれ」とみなされ、1864年、佐幕攘夷派の武士に暗殺されました。

ペリーの2度目の来航（1854年）で日米和親条約が結ばれ、1860年、日米修好通商条約の批准のため、オランダから急遽購入したポーハタン号を使い、勝海舟が米国を訪問します。その最初の使節団に、福沢諭吉は下級武士のひとりとして乗り込むことに成功しました。ほんの数年の違いが若者たちの明暗を分けたのです。

日本の医療は、古い時代より外国から取り入れたものに修正、改変を加えながらふさわしいものを模索してきました。これは他国に見られない独特の発展様式です。独創性は乏しいといわれるかもしれませんが、現代に至り、国民の健康寿命が世界のトップクラスにまで急速に伸びたことは誇っていいことです。健康寿命の延びは慢性病の対策が進んできたことを意味します。

5. 慢性疾患対策の現在

病気には、個人の生活パターンに問題がある場合と、自分が置かれている社会的な環境・条件に問題がある場合があります。米国では近年、患者中心の医療が進められながら、他方で慢性疾患の管理に自己の責任を問う動きが強くあります。治療法にセルフという言葉がついたものが多く、その方向性を見ることができます。しかし、個人の問題からスタートした病気の治療では、社会的なサポートを欠かすことはできません。コロナ禍で見えてきたのか、この患者と社会の関係です。

急性感染症という予想もしない敵に急に襲われ、右往左往せざるを得ない事情はよく理解できますが、振り返って慢性疾患対策は、本当に患者目線で整備されているのだろうか、と改めて心配になります。

◉コロナ禍の混乱

患者数急増、医療逼迫、緊急事態宣言。コロナ禍の中で、医療の質、量、役割、責任が問われています。コロナ禍以前の平時には、医療の供給体制に興味を示さなかったにもかかわらず、人口あたりのベッド数の過剰が医療費高騰につながっているという主張がありましたが、コロナ禍で一転し、患者を受け入れようとしない病院側の経営方針に問題があるという糾弾がされるようになりました。

現在、ほぼ全ての医療機関のありようは、その発展史をみれば納得できますが、その地域の住民たち、あるいはそこを必要としている患者さんたちがいる、という関係を維持しながら形成されてきました。経営という一点を考えるなら、医療機関がその地域で必要とされる形へと変わらざるを得ません。歴史を誇る病院でも、時代の変化を読み取る努力がなければたちまちに見放されてしまいます。しかし、コロナ禍の中で急に看護師の配置などの組織を大きく編成し直したり、建物の構造を変えたりすることは、ほとんど不可能に近いのです。

◉慢性疾患の治療にしわ寄せが

わが国の病院の大多数は、慢性疾患の対策を中心に編成されており、しかも、慢性疾患をもつ患者の大多数は高齢者です。救急救命の態勢は少数のベッドで短期間の集中治療ができるようになっていますが、これも慢性疾患が急性に悪化したときのためです。例えば、高血圧で治療中の人が脳梗塞や心筋梗塞を起こして、救急車で搬送される場合です。

集中治療室では、ベッドが並び、その周囲には多くのモニター用の医療機器が並んでいます。病室のように安らぎを与える絵が架けられることはありません。人工呼吸器が付いた患者は、無意識のうちに自分で外してしまわないように眠らせます。急性期の短期間に効率よく治療できるように作られているのです。ここでは、普段は感染性の強い病気の重症化は想定されていません。重症の患者さんの治療にあたる医師、看護師の数も一般病棟の数倍です。片時も目を離せない24時間を、交代で治療にあたります。中小の病院だけでなく、大病院でもクラスター被害が報道されています。私は、都下の一病院で15年以上も前から地域の最重症者のための在宅酸素専門外来を開いています。２０２１年になると新型コロナの感染を怖がり、受診控えが起こりました。２月にはその病院もついにクラスターが発生し、通常の定期受診を受け入れられなくなりました。その結果、悪化が起こりやすくなり、早期治療が遅れ、わずか2、3カ月間で死亡したり、通院不能の状態になったりする人がたくさん出ました。まことに残念なことと言わざるを得ません。

◉慢性疾患治療における負担の構図

治療開始にともない、病人の抱える負担は心理的・精神的な負担だけでなく、病気により働けなくなることや、そのために生ずる経済的な負担、介護する家族の精神的・経済的負担まであります。これは治療にともなう重荷(treatment burden)と呼ばれて、最近特に注目されています。欧州呼吸器学会は『Breathe』という雑誌で、呼吸器疾患の「治療にともなう患者の負担・重荷」の問題を特集しています【7】。

同じ趣旨の論文は別の呼吸器専門雑誌にも掲載されていて【8】、ＣＯＰＤ（慢性閉塞性肺疾患）を取り上げています。いくつもの慢性疾患が重なり合うＣＯＰＤでもっとも重要な治療は、完全禁煙です。これは必ずクリアしなければならない治療方針ですが、患者さんにとっては何十年も慣れ親しんできた生活習慣を見直せということであり、自分と医療者の間に横たわる難問だといいます。さらに医療者はいかに患者さんが苦しんでいるかに気づき、寄り添い、思いやるべきであるといいます。

同じことは運動習慣についてもいえます。これまで運動などとは無縁であったＣＯＰＤの人は多くいます。さらにリハビリテーションが必要となれば、どのように行い、継続していくか、予約や受診方法まで、全てが治療にともなって起こる新しい患者負担となります。論文では、患者さんは負担増、重荷という点で悩みながら治療を継続しようとしますが、自分が期待するほどのメリットが得られなければ中断、脱落に陥ってしまうと警告しています。「治療にともなう患者の負担・重荷」は、治療する医療者側に、重い荷物をともに背負って歩くという思いやりを求めています。

慢性疾患の治療での患者負担については、これまでさまざまな疾患について研究報告があります。治療が始まれば、患者さんだけでなく家族や介護者に対して、経済的な負担や付き添いなどの時間的な協力が必要となります。

慢性疾患では、治療内容が複雑化してきています。これらには、特定の場所・時間で行う検査、食事内容の変更、運動習慣をつけること、多種にわたる医療者との接触、それぞれから受ける指示事項、さらに訪問看護や往診などが加わり、これら全てがうまく継続できる余裕がないのが実態です。

医療者は受診のたびに必要なことを伝え、教え、改善してもらおうと努力します。しかし、これらの多種多様な項目は、そうすることで患者さんの病態が改善し、日常機能が本当に向上し、快適になるかどうか、必ずしも評価されながら行われているわけではありません。他方、患者さんの側にとっては、これが納得、理解され、確かに自分のためになると実感できなければ継続できず、治療から脱落してしまいます。

例えば、ＣＯＰＤという病気を取り上げた場合、吸入薬を指示通り使っていなければ悪化する可能性が高くなり、その結果、入院治療が必要となり、どのくらいの間元気で暮らせるかという予後にも関わってきます。「ＣＯＰＤは予防できるし、治療できる」と提言されていますが、先に上げた論文は、医療者側に確かに責任をもってそれを実行できるかと問いかけています。

なによりも大切なことは、診療を担当する医師、看護師、薬剤師、検査技師、理学療法士、栄養士ら多職種との意思疎通であり、一人ひとりの患者についての医療者側の創意工夫が必要です。慢性疾患の診療は、患者さんごとに小さなオーケストラであるべきで、医師はその指揮者の立場を求められています。不協和音が出ないよう、最大の効果が得られるよう、患者さんの負担という観点で求められているのは、医療者側のたゆまぬ努力であることを教えられます。

コロナ禍の中で改めて問われていることでもあります。患者さん、医療者の両者がいまこそ原点に戻り、診療の効率性を充実させるよう力を合わせるべきだと思います。

Column

医療者を追いつめるな

バーンアウト（燃え尽き症候群）が、最近米国の若手医師の間で急に問題点となってきています【9】。医師、看護師、検査技師など医療職として働く人たちは、自分たちの仕事は「召命」、すなわちある使命を果たすよう神から呼びかけられていると感じています。仏教でも、「捨身」あるいは「利他」という言葉は、修行、報恩のために身を犠牲にする言葉として使われてきました。しかし、この考え方を根底から崩し始めたのが、急速に診療現場に導入された電子カルテによる管理システムだといわれます【10】。

電子カルテは、従来の紙カルテでの方式を全面的に変えてしまいました。医療事故を予防するという点では画期的ですが、問題点も多々あります。決められた診療時間内に診療患者数やカルテに記載する項目、内容が決められています。病名と検査の内容や投薬が異なっていれば警告が出て、つねに収益性が問われる構造となっています。警告を無視すれば、それから先はカルテ作成が進みません。患者さんに病状を詳しく説明したり、注意事項を説明するだけでも、コストに反映されてくる場合があり、時間を超過すると医療費の無駄遣いといわれます。

他方で、診療の内容は、エビデンスと呼ばれる科学的、統計学的事項にもとづいて進めることが当たり前になってきています。医学、医療の進歩は急速ですから、診療が終わってからも膨大な論文を読み込む習慣をつけていなければ、先端にはとてもついていくことができません。このような環境で働く若手医師がついていけなくて、バーンアウトに陥ってしまうのです。

新型コロナウイルス感染症は、危険な環境の中で働く医療者を極限まで追いつめています。最近の『ニュー・イングランド・ジャーナル・オブ・メディスン』は、多くの人たちが亡くなった第二次世界大戦後に新しい医療体制が構築されてきたように、コロナ禍の後にこれらが転じて新しい医療体制が構築されるのではないかといいます【11】。

6．慢性疾患治療に役立つ情報を共有する

はじめはとても難しいことも、続けていけば簡単になります。（ヘレン・ケラー）

病気の治療は、正確な診断にもとづいています。そのプロセスは問診、診察、一定の順序での検査、それらの総合結果に従い、診断が決まり、その診断にもとづきもっとも適切な治療法が選択されます。これらの全ての過程は、医療者（担当医）と患者さんの話し合いで進められなければなりません。大切なことは、科学の進歩にともなう、自分に役立つ情報を互いにできるだけ近い距離で共有していくことです。

自分に必要な情報を得て、自分の病気に的確に応用することで、初めて治療の効果を上げることができます。この健康に関する情報は、なるべく細かく、しかも日常の自分の生活に近いほど便利で役に立ちます。歴史的にみれば、このアプローチにもっとも熱心な国は米国ですが、１００年余り経過したいまも解決に至っていません。

◉薬で起こった喘息

薬で喘息が起こり、悪化したという患者さんを診ることがあります。共通しているのは、あちらこちらで薬が処方されており、しかも患者さんも出されたままに服用している、という問題です。新しい薬を使い始めてすぐに起こることは少なく、ある程度の時間がたって悪化することも、因果関係の究明が遅れる原因となっています。

例えば、緑内障で使われるベータブロッカーという点眼薬で喘息が誘発される場合です。以前、92歳で初発の喘息が点眼薬で起こった患者さんを診て以来、私にとっては貴重な経験となっています。同じ頃に老年病の専門雑誌で論文を読んだことも、重要性を再認識するきっかけとなりました【12】。その話を民放のテレビ番組で話したら、100人を超す患者さんが、私も私もと同じような事情で受診され、大変驚いたことがありました。眼科の医師と内科の医師が、連絡を取り合うことはほとんどありません。患者さんが自分で気づいてくれなければ、喘息の原因をつき止めることはかなり難しいものです。自分に必要な情報は、病気の進行具合と、治療に合ったタイミングにより異なっています。治療にあたる医療者同士が必要な情報を漏れることなく共有し合うこと、お互いに正確な情報と注意点を共有すること、これこそが、デジタル時代の新しい医療の方向であると思われます。

●慢性疾患における情報と知識の違い

慢性疾患の治療で、情報を扱うときの医療者、患者さん双方の注意点は、次のようなものです。

- その時代の新しい科学データによることが大切である
- 根拠のない噂に惑わされない
- 患者さんが自分自身の判断力を上げること。そのために自分の情報が必要である

・治療は医療者との共同作業であり任せるものではない
・経過、時間とともに変化しうるものである

私は情報（information）と知識（knowledge）は異なるものだと考えています。これを教えてくれたのは、英国でとある大学の教授をしている友人医師でした。広辞苑によれば、「知識」とは「ある事項について知っていること」です。歴史的には英国では、哲学の立場で knowledge を用いているといいます。友人の助言は、これに拠っているのでしょう。

これに対し「情報」とは、「ある事がらについての知らせ」であり、「判断を下したり行動を起こしたりするために必要な種々の媒体を介して得るもの」とあります。情報は、その時期によって動くものだと考えられます。たぶん知識の方は、その人に染みつく形で存在するものといえるのではないでしょうか。

友人は、医療ではその人の行動を促すための情報を継続的に提供していかなければならないと言います。さらに言うと、医療の知識は、辞書で調べたり、ウェブで得られたりするものです。現在では短時間で、病気の原因や診断、治療の方針までを知ることができます。しかし、医師自身が患者となった場合にはプラスにはなるでしょうが、他の人に応用する場合には実際の治療にはほとんど役に立ちません。辞書やウェブから得た知識を特定の患者さんの病気に合致するようにするには、症状、検査などを総合的に考慮する必要があります。そのように個人に合うように整えられたものが「情報」です。医師や看護師から伝えられるものは「情報」でなくてはなりません。

◉慢性呼吸器疾患における健康リテラシー

リテラシーとは、元は読み書きの能力や識字という意味でしたが、いまではある分野に関する知識という意味で使われています。米国では、慢性疾患の対策が将来的に国民の大きな健康問題となることが予測され、１９２０年代から取り組み始めていました。１９７９年、米国での健康教育のテーマは「Healthy People」という名称で進められることになりました。その中で健康を保つために、これまでになかったほど個人の責任に目が向けられるようになりました。２０２０年には次の２０３０年を目標として、「健康リテラシー」の定義が改訂されました。改訂の要点は以下の通りですが、これが現在、米国における病気の予防戦略最前線ということになります。

- ・理解するだけでなく、各人が健康情報を使う能力を高める。知るだけでは不十分で、使えなければならない
- ・従来は「適切に理解して決断する」であったが、これを「良く理解して決断する」に変更。自分自身で正しく理解し、決心することを求めている
- ・公衆衛生の目的に合致させるようにすること。多くの人に共通の目標をもってもらう
- ・公衆の健康リテラシーの改善に対し、責任をもつ社会的な運動とすること

例えば、呼吸器疾患を予防する入口は完全禁煙ですが、なぜ必要かを自分で正しく理解し、自分自身の

決断をすること。それだけでなく、友人たちが同じ目に合うことがないように、正しい情報を互いに伝えあうこと。これが公衆衛生の目的に合致しているというわけです。

禁煙運動がどのように広まるかを調べた研究があります。身近なところで自分の健康を心から心配してくれる人の助言がもっとも効果的で、職場の同僚や友人たちのアドバイスは実はあまり効果的ではないと判明しています。「Healthy People」のキャンペーンが今後、どのような効果を上げることができるか、私はその成り行きにとても興味をもっています。

◉慢性疾患とエビデンスにもとづく医療

今日の医療は、エビデンス（科学的根拠）にもとづいて行われています。ＷＨＯ（世界保健機関）は、感染症を含むさまざまな疾患について、それらの予防法から治療までを根拠を上げて推奨し、診療ガイドラインを作成しています。２００７年以降、全ての推奨事項は、ＷＨＯガイドライン作成の手引き（Handbook for Guideline Development）により厳密に作成されています。作成の手引書だけで約３００ページあります。

一つひとつの病気の治療方針は、特定の薬剤などをひいきで使用することがないよう、利益相反のない外部の臨床医や研究者たちが医療行為の要・不要を検証した上で作成したものです。ＣＯＰＤにもこのようにして作成された診療ガイドラインがあります。現在では、日常的に診るほとんどの疾患にガイドラインがあるので、おそらく総数は数百に達しているのではないでしょうか。

臨床医が使うときには、あくまでもガイドとして使用し、個々の患者さんに合わせて臨床上に必要となる判断を調整するように使用することになっています。ガイドラインは、いわば一つの品質測定の基準であって、病気の重症度、患者さんの好み、または臨床的判断を適切に説明していないことがしばしばあります。また、ガイドラインを利用するだけで実臨床は改善されますが、その効果はわずかであるとも指摘されています。

ガイドラインは料理の際のレシピに似ていると思われます。記載されている通りに作っても名コックの料理と同じ味にはなりません。ガイドラインの推奨事項と、実際の診療現場の間に大きなギャップがある可能性もあります。現代医療の流れはエビデンスにもとづく診療ですが、これに関わる多くの問題点も指摘されています。障壁としては、推奨事項への不一致や医療機関組織の制約にもとづくもの、あるいは治療側の知識の欠如が指摘されています。

医療については多くの新しい知見が、毎月、毎週、専門雑誌を通じて発表されています。これにもとづき治療を微調整していく必要がありますが、これがエビデンスという確かな証となるまでには、数年間かかることが多くあります。

●高齢者の慢性疾患治療にガイドラインは役に立つか

診療ガイドラインは、多くの慢性疾患の医療の質を向上させるために開発されましたが、これに対し、正面から問題があると指摘した論文も多くあります。その中に、高齢者で病気が重なる場合の診療では役に立たない、とはっきり指摘する意見がありました【13】。この論文の主張はユニークです。

この論文では、一般的な慢性疾患のうち、高血圧、慢性心不全、安定狭心症、心房細動、高コレステロール血症、糖尿病、変形性関節症、COPD、および骨粗しょう症を選択しました。これらの病気は、1人に3疾患（症状）以上が共存していることが極めて多くあるといわれます。研究を行ったのは、先進国のそれぞれの国内および国際的な医療機関で、いずれも高い評価を受け、信頼に足る組織です。具体的には、COPD、糖尿病、骨粗しょう症、高血圧、変形性関節症をもつ架空の79歳の女性について、治療方針に関する回答を求め、関連するガイドラインからの推奨事項をまとめて問題点を検証しました。

彼ら彼女らは、複数の併存疾患をともなう高齢患者に対する推奨事項を適用したり、それらを変更または議論することはありませんでした。そしてほとんどの医師は、患者の負担、短期および長期的な目標、基礎となる科学的証拠の質について患者に説明せず、患者の好みを治療計画に組み込むための案も提示していませんでした。断っておきますが、これらはどれも一流と評価されている医療機関です。

また、ガイドラインに従って架空の患者の処方を考えると、12種類の薬が処方され、複雑な指示がなされることが判明しました。これに従うと多種の薬による有害な相互作用が生じる可能性が懸念されます。医療は、患者さんがたまたま選んだ医師のところでつねにベストの判断のもとになされるべきですが、医療の均霑化《きんてん》、平等に利益を得るという作業がいかに難しいかを、この論文は教えています。

米国の国立衛生研究所（NIH）は、毎年、莫大な予算規模と人員で米国の医療の方向を決めています。そのNIHのトップとして米国の医学研究の方向性に指導力を発揮してきたクロード・レンファントは、自らの退任が迫った頃（２００３年）、反省を込めて米国の医学研究の問題点を指摘しました【14】。

１９００〜２０００年の間に平均寿命は約30年間延びました。１９９０年からの10年間だけでも１・５年延長しています。１９７０〜２０００年で心疾患、新生児疾患、外傷、がんの治療が進み、寿命は延長されましたが、ＣＯＰＤ（慢性閉塞性肺疾患）の増加やＨＩＶ感染によって、寿命はむしろ短縮しました。病気が起こらないようにする対策を一次予防といいますが、その効果は25％にしか過ぎませんでした。起こった病気が悪化しないようにすることを二次予防といいますが、こちらの効果がはるかに大きかったというのです。つまり、慢性疾患の治療では二次予防の方が大切であるということです。一次予防の前にすでに問題が発生していることは、先述したようにベイカーが主張しています。二次予防の効果は、ＣＯＰＤ（慢性閉塞性肺疾患）の治療で最近になって強調されています。「増悪」の予防策がこれにあたります。

またレンファントは、米国では医療研究者と一般市民の関係がうまくいっていないと断言しています。これは先端研究が一般市民に役立つものになっていない、すなわち、研究成果が実地医療に還元され日常習慣を変えるところまでいっていないことが問題である、というのです。さらに、病気について解明されたことが診療の現場に連動していないといいます。

科学の情報を、研究室のベンチといわれる実験装置から、いま患者が寝ているベッドサイドに移す、このベンチからベッドへの医学情報の活用がなされていないのです。これは、例えるならば、大型トラックを使い高速道路を使って運ばれてきた便利な日常生活用品が、小さなトラックに積み替えられ一般道を経て運ばれ、さらに小型の車により路地を通って各家庭に運ばれていく流通過程がうまくいっていないことを意味します。米国の医学研究は高速道路を走っているに過ぎないというのです。

さらに実地医療は、科学とアートとの結合であると述べています。ここでいうアートとは芸術という意味ではなく、医学の知識、洞察力、判断力を意味します。すなわち科学に洞察力や判断力を組み合わせることが大切であるというのです。基礎科学は高度に発達したから、これを診療現場でいまの患者に使えるようにしてほしいと、レンファントはいらだちを示します。科学にもとづく医療ケアの情報は、地域の開業医などに移されなければなりません。これこそ高速道路から細い一般道へ移ることです。医師は手渡しの役割を果たさねばならないといいます。つまり一般臨床医は進んだ科学情報を入手し、咀嚼してほしいというのです。

患者の行動も問題であると指摘します。高価で有効な薬が処方されているのに、使い方を守ってくれないから効果を上げていない、きちんと服薬することが大切であるといいます。

科学の基礎的な研究成果、臨床医学での新しい発見、患者がいま抱えている問題の解決、これらの相互の連携が必要なのですが、レンファントの言葉を借りれば、大きな国道の間に多くの脇道、連絡道が必要だというのです。これらのことこそ、いま臨床医が慢性病の対策で困っていることを解決する方策だとも、老年病の専門家は主張します【15】。わが国では、これに加えて患者の伝統的な生活習慣、仏教が与えてきた宗教観、医療の独自性などがさらに問題を複雑にしています。

【参考文献】

【1】中西直樹『新仏教とは何であったか：近代仏教改革のゆくえ』法藏館、２０１８年

【2】富士川 游『日本医学史綱要 巻1』東洋文庫 ２５８、平凡社、２０００年

【3】川喜田愛郎『近代医学の史的基盤 上・下巻』岩波書店、１９７７年

【4】大貫恵美子『日本人の病気観』岩波書店、１９８５年

【5】Siuba MT. et al. The Zentensivist manifesto. Defining the art of critical care. ATS Sch. 2020; 1: 225.

【6】荒野泰典『鎖国を見直す』岩波現代文庫、２０１９年

【7】Dobler CC. Treatment burden is important to patients but often overlooked by clinicians. Breathe. 2021; 17: 210031.

【8】Buttery SC, et al. Contemporary perspectives in COPD: Patient burden, the role of gender and trajectories of multimorbidity. Respirology. 2021;26: 419.

【9】Sen S. Is it burnout or depression? Expanding efforts to improve physician well-being. N Engl J Med 2022; 387: 1629.

【10】Hartzband P. et al. Physician burnout, interrupted. N Engl J Med 2020; 382: 2485.

【11】Barr J. et al. National medical response to crisis-the legacy of World War II. N Engl J Med 2020; 383: 613.

【12】Diggory P. et al. Unsuspected bronchospasm in association with topical timolol-a common problem in elderly people: can we easily identify those affected and do cardioselective agents lead to improvement? Age Aging 1994; 23: 17.

【13】Boyd CM. et al. Clinical practice guidelines and quality of care for older patients with multiple comorbid diseases: implications for pay for performance. JAMA 2005; 294: 716.

【14】Claude Lenfant, MD: retiring NHLBI director looks ahead. Interviewed by Brian Vastag.JAMA. 2003; 290: 1017

【15】Fried TR. et al. Chronic disease decision making and "what matters most". J Am Geriatr Soc 2020; 68: 474.

【第4章】
新型
コロナウイルス
感染症から
何を学ぶか

新型コロナウイルス感染症の流行から3年あまりたちました。米国の研究者たちの中には、やがて局地的に流行、収束を繰り返す風土病と化し、パンデミックは終息するだろうと予測している人がいます。これまでのウイルス感染の多くはそれで終わったからです。他方で、いまの状況はさらに5年間は続くだろうという悲観的な予測もあります。

そのなかで世界保健機関（WHO）のテドロス事務局長は、2023年5月5日の記者会見で「国際的に懸念される公衆衛生上の緊急事態の終了」を宣言しました。一段落という印象はありますが、先行きは不透明です。

現在の新型コロナウイルス感染症の問題の一つとして、ウイルスの変わり身の速さに医療がついていけないことがあります。

ウイルス表面のタンパク質に複数の変異があり、ワクチンで得た免疫の一部が効きにくくなり、感染が広がりやすくなってきています。WHOには変異株の取り扱いの規則（VoC指定）があり、アルファ（α）、デルタ（δ）、オミクロン（o）というようにギリシア文字で命名されてきました。変異体が免疫系を回避した（すでに接種したワクチンの効果が失われた）場合、より深刻な症状を起こした場合、または現在流行しているものよりはるかに感染性が高い場合にのみ、新しい名称が与えられます。

変異が速いと、これを防ぐためのワクチンの開発、実用化、配布は、つねに後を追いかける構図となり、対応は遅れがちです。変わり身の速さに対して、溢れすぎる科学情報の錯綜、厳しい実態、予想がつかない展開に、多くの研究者、医療者、政府関係者が対応に苦慮しています。

高齢でしかも慢性疾患を抱える人たちは、感染症に対して弱者と考えられています。実際にコロナ禍の中で犠牲者の多くは高齢者であり、なかでも、糖尿病などの慢性疾患を抱える人たちであるという現実は当初から続いています。これは予想されていたことでした。

コロナ禍の中で失ったものは、命や健康だけでなく、これまで自由な往来を楽しんでいた交友関係、経済活動など社会構造の広範囲にわたっており、急激な変更を余儀なくされました。急性感染症の流行が社会生活を大きく変貌させたことは、これまでの歴史にもありました。

いまのコロナ禍の悲惨な経験をどのように将来、役立たせるか。予測もしない急性感染症でパンデミックとなりましたが、そこに至る背景事情があったと指摘する人もいます。ウィズコロナの大きな犠牲の中で得た教訓は、将来に生かされなければなりません。そのために、近代の感染症研究の源流からプレコロナの時代、そしてウィズコロナで暮らす現在まで、慢性疾患をもつ高齢者の立場で考えてみたいと思います。

＊　＊

新型コロナウイルス感染症は、急性の呼吸器感染症の一つです。呼吸器の慢性疾患を多く診ている立場として、両者を含めて実践的な「呼吸ケア」の体制を整備する必要があると考えます。ここでいう呼吸ケアとは、呼吸関連の疾病や異常に対する、急性期から慢性期に渡る治療、さらには在宅医療や社会生活の維持など、呼吸に関わる全ての事象に対する包括的な医療・看護・介護・社会的支援を指しています。

1. プレコロナの時代

感染症はこれまでに多くの歴史を変えてきました。歴史家マクニールは『疫病と世界史』の中で、急性感染症が歴史の転換期に大きな影響を与えてきたことを検証しています【1】。

ヨーロッパだけにしぼって、その時代その社会の悪疫を拾い上げていくと、13世紀のハンセン病、14世紀のペスト、16世紀の梅毒、17~18世紀の天然痘、発疹チフス、19世紀のコレラ、結核、20世紀のインフルエンザの流行は、確かに歴史に大きな影響を与えてきました。

ペストはペスト菌による感染症ですが、１３４７年の春にアジアからトルコのインスタンブールに入り、またたく間にイタリアからフランス、スペイン、イギリスにまで達しました。出血性素因により、死体には黒斑がみられることから黒死病と呼ばれ畏れられました。死者は推定２４００万人といわれています。

現在も使われている、検疫という意味の英語のクワランテイン（quarantine）はイタリア語quarantenariaに由来する言葉ですが、イタリア語のquarantaは40を意味する言葉です。感染症が国内にもち込まれないようにするため、40日間の船舶隔離が実施されていました。その当時はもちろん細菌による感染症の情報はありませんでしたが、外部から入港した船舶は40日間の観察期間をおくことで予防できると考えたのです。

◉感染症研究の幕開け

２０２２年12月27日は、近代の感染症研究の基礎と臨床応用を築いたパスツールの生誕２００年の記念日でした。英国の医学雑誌『ランセット』は、数編の論文を同時に掲載し、彼の偉業をたたえています【2、3】。フランスのルイ・パスツール（１８２２〜１８９５年）、ドイツのロベルト・コッホ（１８４３〜１９１０年）、わが国の北里柴三郎（１８５３〜１９３１年）、野口英世（１８７６〜１９２８年）は19世紀の半ばに活躍し、それぞれの時期が重なっています。さらにこの時期に19世紀ドイツ医学の象徴とみるべき病理学者であり公衆衛生学者であり、さらに政治家であったルドルフ・ウィルヒョウ（１８２１〜１９０２年）が重なっています。ウィルヒョウについては後述します。

＊　＊

パスツールとコッホは互いにライバル関係にありましたが、二人とも近代細菌学の父と呼ばれています。コッホは、炭疽菌、結核菌、コレラ菌の発見や、細菌の純粋培養、染色の方法など今日に至る細菌学の基礎を築きました。北里柴三郎はコッホの弟子のひとりであり、わが国の細菌学を構築した巨星として知られ、ペスト菌を発見しました（１８９４年）。コッホや北里が医師であったのに対し、パスツールは化学者であり、発酵学から始まり１８８５年に狂犬病のワクチンの開発に成功しました。当時、狂犬病は街で暮らす人たちにとって恐怖の感染症でした。１８８７年には現在も続くパスツール研究所を立ち上げます。これは当時のフランスの植民地であったアジアの各地に、感染対策のための分院の建設を進めていきます。これは途上国での感染症対策を進めることが目的でした。

パスツール研究所分院の創設は彼の死後も途上国で続けられました。「知識は人類に属している。科学には国境はない」というのが信条であったともいわれています。途上国への感染予防のための情報、ワクチン、治療法などの提供は、現在にもつながる科学研究、公衆衛生のエコシステムをグローバルに強化し、学際的知識を広める体制の創設でした【3】。他方で、現代の公衆衛生、微生物学など医学の基礎を構築しました。英国の看護師ナイチンゲールや、ハンガリーの感染症の臨床医センメルヴェイスなどと交友関係にあり、病院、手術室などでの消毒のノウハウを広げていきました。隔離や予防措置、術前の徹底した手洗いは彼に始まるといわれます。

彼の生涯で忘れてはならないのは、45歳で脳血管障害により左片まひになったということです。彼の業績の大部分は、73歳で死亡するまで、不自由な日常生活の中で自分の信念を貫き通した結果によるものでした。

◉ウイルス研究の始まり

第3章でもご紹介した、感染症の専門家であり医学の歴史に造詣が深かった川喜田愛郎は、名著、『近代医学の史的基盤』(1977年刊)の中で、「ウイルス」の研究史について詳しく記載しています。

初めてウイルスが発見されたのは1898年のことでした。コッホの高弟であったレフラー、フロッシュは、牛の流行病である口蹄疫の原因が、当時知られていた最小の生物である細菌をも遮るほどの目の細かな珪藻土で作った濾過器を通過し、感染させることを偶然見つけました。1920年代になり、この病原体が「ウイルス」と呼ばれるようになります。ウイルスとはラテン語で「毒」という意味です。

１９３０年代前後には、ポリオ、黄熱病、日本脳炎、麻疹などのウイルスが次々に発見されます。マウスなどにウイルスを感染させ、増やして研究する方法や、それぞれのウイルスが鋭い特異性をもった抗原という働きを示していることがわかり、ウイルスの種類を同定すること、また鑑別の仕方、さらにウイルスを中和させる反応である補体結合反応までの技術が進歩し、診断法の技術が進みました。１９３０年代の終わりごろには学問の新しい領域として「ウイルス病学」ができあがり、感染を予防するワクチンの技術が進歩しました。特に、黄熱ウイルスをマウスの脳に接種すると、そこに致命的なウイルス炎が起こるという発見は、黄熱病の研究方法を新しくしただけでなく、ウイルス学の流れまで変えることになり、ワクチンの開発にまでこぎつけました。

電子顕微鏡の開発は１９３１年頃に進みましたが、これを利用することによりウイルスはもはや見えない実態ではなく、内部の詳しい構造までが解明されていきます。

川喜田の言葉を借りると、「ウイルスを生物とみるかどうかは別として、それが自己増殖する、言い換えれば相似の子孫をつくり、往々変異さえもする実体」であり、生物の特性である「親が子を産む」という素朴な表現は、このレベルではもはや当てはまらない、と述べています。

初期のウイルス研究では、タバコモザイクウイルスを用いた研究が行われました。タバコモザイク病は、タバコの葉にモザイク状の斑点ができる感染症であり、そのウイルスは針状の結晶となること、結晶が感染する能力をもっていること、しかもそのサイズが巨大分子（長さ約３００ミリミクロン）であることが判明しました。これらの発見は、ウイルスは生物か無生物か、さらには生命とは果たして何か、といった賑やかな論議を起こすことにもなりました。

ウイルスは、核酸とタンパク質から成っています。感染した細胞（宿主細胞）内では生化学反応が起こり、ウイルス粒子の形成は生物の外にある物理学的現象であることを示唆するなど、細菌とは異なる点が明らかにされていきます。また、変異株として次々と姿を変えていくため、ウイルスの行く先の予測を難しくしている点も判明しました。

◉かぜを起こすウイルス

かぜは、先進国の急性疾患の中ではもっとも頻度の高い疾患として知られています。大人は平均年間2〜3回かぜをひくといわれています。かぜには明確な定義はありませんが、軽症でウイルス感染による上気道の炎症をさすものと考えられています。ただし、急性気管支炎および急性で細菌性の副鼻腔炎、アレルギー性鼻炎、百日咳などは除くことになっています。

極めてありふれた病気でありながら、かぜのウイルスに関する研究論文は多くはありませんが、最近の論文の要約は次の通りです【4、5】。

・細分類したものを含めると、かぜを起こすウイルスは約２００種類ある
・そのうち、ライノウイルスはかぜの30〜50％に相当するが、感染しても無症状のことがある。ライノウイルスには１００種類以上が知られている
・コロナウイルスは、かぜの５〜10％を占めている
・ウイルスが起こすかぜには季節的な特徴があり、インフルエンザ、パラインフルエンザは冬季に多く、インフルエンザはかぜの５〜15％を占めている
・アデノウイルス、エンテロウイルスもかぜを引き起こす。エンテロウイルスにはエコーおよびコクサッキーウイルスが含まれ、髄膜炎や胸膜炎を引き起こすことがある。アデノウイルス感染は季節に関係なく、軍隊などで集団発生を引き起こすことが知られている

◉従来型コロナウイルスの特徴

現在、パンデミックとなっている新型コロナウイルス感染症（COVID-19）は新型コロナウイルス（SARS-CoV-2）によるものですが、従来型のコロナウイルスによるかぜは温暖な気候では主に冬に発生します。秋や春に小さなピークが見られることもあり、感染は1年中いつでも発生する可能性があります。

しかし、従来型のコロナウイルス感染であっても、慢性呼吸器疾患がある場合や高齢者では重症となることが知られています。「コロナ」という名称は、電子顕微鏡で観察したときに特徴的な王冠のような形態

を示すことによります。中型のエンベロープ（膜）をもつプラス鎖RNAウイルスです。鳥類や哺乳類の間で広まっており、コウモリはもっとも多様な遺伝子型の宿主です。

従来型のコロナウイルス感染症は、高齢者ではインフルエンザに似た症状を呈し、COPD（慢性閉塞性肺疾患）の急性増悪、肺炎の主要な原因となります。長期療養施設の高齢者の集団発生が報告され、その致死率は8％です。悪寒、発熱、頭痛、筋肉痛をともなう呼吸器症状、全身症状のほか、成人では胃腸症状（下痢、嘔吐、吐き気、腹痛）などがみられることがあります。

予防策は、手洗い、鼻分泌物のついたティッシュペーパーなどの汚染物を厳重に廃棄することです。また、ステンレス鋼、プラスチック、布などの表面で乾燥させた後、1日以上生存しているといわれます。このため、表面消毒剤の使用も感染予防のためには重要です。

消毒は70％エタノールが非常に有効ですが、次亜塩素酸や塩化ベンザルコニウム、クロロヘキシジンなどの消毒効果は、70％エタノールを添加しない限り弱いと報告されています。おそらく、新型コロナウイルスの消毒効果もこれに近いと推定されます。

前述のように、コロナウイルスはもともと普通にみられるかぜのウイルスの一つでした。これが何らかの理由で変異して新型となり、抗体が全くない動物や人に広がり、ヒトからヒトへの感染を起こすようになりました。

２０１９年12月上旬、中国湖北省武漢市（人口約１１００万人）で原因不明の肺炎患者が発見されました。12月31日、中国政府は世界保健機関（ＷＨＯ）に、原因不明の重度の肺炎が発生していることを通知。２０２０年１月２日までに原因不明の肺炎で入院した最初の41人のうち27人（66％）が、華南海鮮卸売市場（華南市場）に勤務するなど直接接触していました。２０２０年１月７日、この感染症の病原体が新型コロナウイルス（SARS-CoV-2）と判明し、ＷＨＯは新型コロナウイルス感染症をCOVID-19と命名、１月31日に「緊急事態」を宣言、３月11日には「パンデミック（世界的な流行）」を宣言しました。

華南市場は、初期の調査で感染源の可能性が高いと推定されていましたが、後にこの結論は物議を醸すようになります。そこでは、アカギツネ、豚アナグマ、一般的なタヌキを含む、新型コロナウイルスをもつ複数の野生動物が生きたまま販売されていました。冬の間、生きた動物の販売は全般的に鈍化していましたが、肉と毛皮の両方で販売されていたタヌキは、２０１９年11月の華南市場を含め、年間を通じて一貫して販売されていました。ＷＨＯによるデータ収集では、市場内で新型コロナウイルス陽性の環境サンプルと、生きた哺乳類を販売する露天業者とそこで使用されていた棚などの機材とが、空間的に関連付けられていたことが報告され、米国アリゾナ大学の研究者グループにより、発症に至るまでの詳しい調査研究をまとめた論文が発表されました（『サイエンス』２０２２年７月22日号）【6】。生きた哺乳類がもっていた新種のコロナウイルスが、抗体をもたない人間に広く感染を拡大していったと推定されています。

ジビエはわが国でも人気の食材になりつつあります。元はフランス語であり、日本語では野生鳥獣肉と訳されています。華南市場やそれに近い野生の鳥獣肉を販売する市場は中国だけでなく、おそらく広く世界各地にあるだろうと思われます。私たちは公衆衛生学の授業で、野生鳥獣肉を食材として用いる場合には、寄生虫、E型肝炎ウイルス、病原性大腸菌などによる食中毒が起こることがあるので十分な加熱をすること、などと教えられました。中国政府は、「野味」と呼ばれる野生動物肉が新型コロナウイルスを媒介した可能性があることから販売を禁止したと報道されています（東京新聞、２０２２年11月13日）。

◉基礎疾患をもつ高齢者は重症化の傾向

高齢者の新型コロナウイルス感染症で対策が立てにくいのは、病気が複雑になるだけでなく、置かれている環境やそれぞれの身体の事情が若い人たちと同じではないからです。その例をご紹介しましょう。

74歳、男性。夫婦二人暮らしでした。若い頃から重症に近い糖尿病があります。男性にはさらに子どもの頃からの喘息があり、若い頃予防接種でアナフィラキシー発作を経験してから、新型コロナウイルスのワクチン接種は強く勧められていましたが一度も受けていませんでした。これは残念ながら本人の思い込みによるものであり、この段階で糖尿病治療を行っていた、かかりつけ医の意見を聞くべきでした。妻も夫に合わせ接種しませんでした。

最初に妻が発熱しＰＣＲ検査が陽性となり、気をつけて生活していましたが夫自身も感染しました。二人とも高齢者、夫には基礎疾患があるからという理由で隔離生活を勧められましたが拒否。その段階では症状は微熱で、自宅で解熱剤のみで治療していました。幸い1週間で解熱しましたが、そのあと急に食欲低下となり、さらに呼吸が苦しくなり救急車でG病院に入院することになりました。PCR検査は陰性でしたが、胸部CT検査では両肺の広い範囲に肺炎があり、血液検査では強い脱水状態を呈しました。入院時には、血液中の酸素が高度に不足した呼吸不全でした。さらに血栓が多発している血液所見があり、入院翌日には、肝臓、腎臓の機能が大きく低下した多臓器障害となりました。

この男性は、PCR検査の結果だけをみれば感染はおさまっているにも関わらず、肺炎は一気に重症となっています。急に悪化した要因はおそらく新型コロナウイルス感染が深く関わっていると推定されますが、通常の新型コロナウイルス感染症の経過とは明らかに異なっています。高齢者の重症肺炎の治療が難しいのは、それまではあまり問題にならなかった他の慢性疾患が急に悪くなることが多いからです。

◉高齢者が感染しやすい理由

高齢化とともに、身体にはさまざまな生理学的な変化が生じます。まとめていえば、皮膚、鼻腔、喉や気管支、胃腸、尿路では表側あるいは内側の粘膜の表面が変化し、ウイルスや細菌の攻撃に弱くなります。高齢にともなって肺に病気が起こりやすい機序についても、免疫学、生理学との関係の解明が進んできました【7】。それぞれを形作っている細胞と、体液性免疫と呼ばれる機能が低下していくことによるものです。サイトカインと呼ばれる信号伝達物質の低下、ワクチンを接種したあとに生ずる抗体反応が低下すること、さらにこれに関係すると考えられているトール様受容体が減ること、CD8陽性T細胞と呼ばれる細胞の老化、ナイーブCD4陽性T細胞が減少すること、B細胞の生物学的な変化など、免疫に関する多くの複雑な機序が老化に関係していることが判明しています。糖尿病、COPD（慢性閉塞性肺疾患）、心不全などの慢性疾患をもつ高齢者では特に免疫の障害が大きく、感染症にかかりやすくなり、しかもワクチンによる予防効果が低下します。さらに高齢患者の感染リスクは、ナーシングホームやデイケアセンターなど、同じような身体状態の人が集まる施設の利用で高まることが知られています。

◉コロナ禍の高齢者

世界各国から、高齢者の新型コロナ感染症は若い世代と比較して多くの問題点があり、治療が複雑になる多くの例があることが報告されています。

一つは、新型コロナウイルス感染症（以下、新型コロナ感染）が治癒した後に残る長期症状が、高齢者に多くみられる他の慢性疾患の経過と紛らわしいことが多いことです。先に述べた男性の場合には、新型コロナ感染がほぼ収まった後に、重症の新型コロナ感染と類似した症状が始まっています。高度の脱水と血栓が多発した状態は、初期のデルタ株のときに多くみられた病変でした。高齢者では、コロナ後遺症と既存の病気を区別することは難しいことがしばしばあります。

二つ目は、多くの高齢者に、コロナ禍によって急激な環境変化が生じたことです。老人クラブなど親しい友人と会う機会が少なくなり、日常の活動性が低下した中で家族や親しい友人を失うなどのつらい経験が重なっていきました。寂しく一人で考え込む、外出の機会が減ることなどでうつ傾向となり、これが認知症の状態を悪化させたり、日常の活動性を低下させたりする要因にもなります。

三つ目は、新型コロナ感染により、もとからある慢性疾患が悪化することです。心臓と脳を合わせた血管病として知られる心血管疾患、高血圧、糖尿病、喘息やＣＯＰＤなど長期の呼吸器疾患などで、その有病率は年齢とともに増加します。英国からの報告で、新型コロナ感染群を対照症例と比較したデータ【8】によると、新型コロナ感染治癒後に退院した高齢患者で、多臓器疾患と呼ばれる多種の重い病気の重なりがみられました。特に糖尿病、心血管疾患、ＣＯＰＤ、喘息などの慢性の呼吸器疾患ではそのリスクが高くなっています。ただし、そのリスクは高齢者に限定されておらず、若い世代でも前述の病気をもっている人では高齢者と同じように多臓器疾患が多くなっていました。

若い世代では特に肥満が問題ですが、脂肪組織と新型コロナウイルスとの親和性が高い機序も判明しています【9】。慢性疾患がある場合の注意点は、高齢者と共通しているということでしょう。また、新型コロナによる急性感染症が、これまでなかった新しい別の慢性疾患を引き起こす可能性があることが報告されています。新型コロナ感染症が軽症で終わったとしても、新しい慢性の病気の発症がないかどうかについては、念のため検査を受けるべきでしょう。

◉精神的、社会的健康を損ねる

新型コロナ感染が治癒した後で、咳や痰が止まらない、倦怠感が続くという人たちを診ることが増えてきました。「ロングコビット（Long COVID）」という病名は、新型コロナ感染症の急性期を過ぎてもなお症状が続く人たちが、ネットなどソーシャルメディアにより意見を交換し合っているうちに作り上げられ、広められた初めての病名であるといわれます。新型コロナウイルス感染症の後遺症を指す言葉です。

米国からの報告では、高齢者では、新型コロナ感染後のメンタルヘルス障害が特に多いことが指摘されています。注意すべきは、感染症が軽症に終わったのに認知症が進むことが多いと指摘していることです。不眠を訴えることも多くなっており、回復後でも90％はうつ状態が続いているということです。ドイツからの報告では、感染の前は元気だったが治癒後は日常の活動性が著しく低下した高齢者が多いといいます。中国からのレポートでも、高齢者では新型コロナ感染の回復後に認知症が悪化したことを伝えています。階段を上る際の息切れが強くなり、労作後の疲労感を以前より強く感じるようになったという報告も多数あります。

同じような症状の悪化は、ウイルス感染後症候群あるいは慢性疲労症候群とも呼ばれてきました。どちらも原因は不明で、明確な治療法は確立していません。

「重症であれば入院して治療する」という通常の治療が困難となった場合にもち出されるのは、トリアージの考え方です。医療崩壊に近くなってきた場合、より救命の可能性が高い人を選択し、可能性が低い人は通常実施される医療体制の中に組み入れない、という考え方です。優先順位が低いと評価された人の多くは高齢で認知症があり、全身状態が悪いと思われる人たちです。オミクロン株が主となった後は、若い人たちは軽症で経過している人たちが増えました。対照的に高齢死亡者の割合が増加している中、トリアージは高い医療倫理感を身につけた複数の医療者の慎重な判断にもとづくべきですが、混乱を理由に曖昧な判断で決められ、高齢者差別となる危険をはらんでいるといえます。それもまた、医療崩壊の一つの形でしょう。WHOは全世界の医療者に対し、新型コロナウイルス感染症の対応のマニュアルを発表しています【10】が、その中では弱者として幼少児、妊婦に加え、高齢者で終末期に近い状態の人が感染した場合の医療について特に言及しています。その中で「過剰な医療にならないように」という一文は、かなりの議論の末に置かれた文言だと感じています。

◉高齢者の集中治療室治療

新型コロナ感染で最重症の場合には、多くは集中治療室などで治療を受けることになります。人工呼吸器やエクモと呼ばれる救命装置をつけて治療するのですが、医療者の間ではPICSと略語で呼ばれる『集中治療室後症候群』が知られています。コロナ禍だけでなく他の重症疾患により、集中治療室で入院治療した人たちに共通にみられる症状や病状を指す言葉です。退院した後も身体の不調が残り、認知機能が低下する場合があります。『集中治療室後症候群』のリスクが高い人は高齢者で、しかも糖尿病、高血圧などの慢性疾患があり、日常生活も不自由となっている人たちです。人工呼吸器を安定した状態で維持するために鎮静剤を長期にわたり投与した場合のPICSのリスクは極めて高く、集中治療室を出る段階で70～100%といわれ、1年後には40～80%、5年後で20%と報告されています【11】。うつ状態が続くことも知られています。これらは、1年後でも肺機能検査で回復していないことが明らかになることと関連しているともいわれます。高齢者では救急救命治療が難しいといわれる大きな理由の一つです。

◉WHOのリハビリ戦略

パンデミックから3年近くを経て、WHOのテドロス事務局長は2022年暮れ、来年こそパンデミックを終結させたい、というコメントを出し、実際に先述のように2023年5月に終了宣言を出しました。とはいえ、ある日、世界のどこかの国に新たにやっかいな変異株が出るのではないかという不安は残したままです。

WHOでは、新しい情報が出るたびに医療者向けにそれらを評価し、治療の方針の最適化を図ってきました。短期間で解決する急性期だけでなく、症状が長く続く場合が少なくないことを踏まえ、リハビリテーションの大切さを述べています。長く続く場合とは、「初期症状から3カ月たった後で、すでに2カ月間以上にわたって症状が持続する場合」と定義しています。長く症状が続く人があることを認めながら、ロングコビットを独立した一つの病名として認めるかどうかについては慎重です。リハビリの大切さを論ずる前に、症状から新型コロナウイルス感染症の後遺症と結論を出せない理由を挙げ、研究が必要な方向性を次のように示唆しています【10】。

・感染後の、もっとも典型的な自然経過がまだはっきりしていない。すなわち、発熱、咳などの臨床的な特徴、感染後に重くなる人と軽症で終わる人のリスク因子、他の病気がある場合の影響の仕方をさらに解明する必要がある。
・ウイルス感染が起こる場合に身体でウイルスがどのくらいあり続けるのか、その結果、どのような免疫異常が起こるか。さらに感染にともなって臓器に血栓を作る機序の解明が必要。
・ワクチンの効果および現在の治療薬の使用後の効果の検証が必要。

これらのようなよく解明されていない点を踏まえて、リハビリを行う具体的な方法を紹介しています。感染後に実際に困っている症状に合わせてリハビリを進めるためには、医師、看護師、理学療法士など多職種の人たちが互いに連絡を取りながら治療を進めることを推奨しています。ここに記載されているリハビリの考え方と方法は、私が「包括的呼吸リハビリテーション」と呼んでいる方法（**2章**【15】）と極めてよく似ています。ＣＯＰＤ（慢性閉塞性肺疾患）などの治療は、薬物治療に非薬物治療を組み合わせて行うことが大切ですが、後者には禁煙だけでなく、適切な運動や栄養の改善などを目指す治療があります。体力を回復・改善し行動範囲を広げ、増悪を起こさないように、一人ひとりの患者さんに具体的な方法を教えていく方法です。

わが国でも悩みを抱える多くのロングコビットの患者さんがいることが推定されています。私たちのクリニックへも、新型コロナ感染後に咳が止まらない、動くと呼吸が苦しいと訴えて受診する人が増えてきました。しかし現時点では、ＷＨＯが奨めるような形のリハビリ方針を実現できているところは極めて限られており、また、これから短期間でチームを立ち上げるのは容易ではないと思われます。

既存のシステムをいま使うとすれば、「包括的呼吸リハビリテーション」こそ利用できる治療法です。呼吸ケアに理解の深い医師、看護師、理学療法士、栄養士などの小さなグループで経過を診ながら実施ができます。必要な運動療法を含めた幅の広い情報を患者さん自身が自分で理解して取り込むことこそが、もっとも効果的な治療法と思えます。なお、ＷＨＯのマニュアルでは、ロングコビットに有効な薬物治療は、２０２３年5月末時点では記載されていません。

◉新型コロナが医療に与えた変化

新型コロナウイルス感染症は急性感染症ですが、他方で大きく影響を受けたのが慢性疾患の診療です。そのなかで、例えば早期肺がんの手術が予定通りに実施できないというような問題や、平時なら救命できる急性心筋梗塞や、肺炎の入院治療が難しいという例を数多く経験するようになりました。普段はすぐに使用できるはずの薬や検査薬の入手が難しくなったこともあります。医療崩壊は、あるときに急に瓦解する古い建物のようではなくて、少しずつ崩壊をくり返し、当座の対応が極めて難しくなる状態ですが、多くの慢性呼吸器疾患の診療がこの影響を大きく受けました。

２０２０年の医療費の概算は42・２兆円で、過去最高だった前年度の43・６兆円から１・４兆円減り、落ち込み幅は過去最大でした。その理由は新型コロナウイルス感染症の拡がりで、手洗い、うがいなど予防行動が徹底したので感染症が減少したためだといいます（朝日新聞、２０２１年９月１日）。診療科別にみると、小児科、耳鼻咽喉科、外科の医療費の減少幅が大きかったのですが、病気の分類では、呼吸器疾患が25・３％ともっとも減少幅が大きかったのです。

新型コロナ感染の流行で、呼吸器疾患に関わる医療費が大幅に増加したのではないかと思っていましたが、真逆であるといいます。コロナ禍で呼吸器疾患が減少したのですが、その理由は「手洗い、マスク、３密回避」であったという説明は、わかるようで納得できません。

コロナ禍の中、入院となる重症の喘息が減少してきたという論文が最近、英国から発表されました。ＣＯＰＤの症状は、慢性に経過する咳、痰、息切れが典型的ですが、最近、私たちのクリニックを受診した患者さんで、この方は関西に住んでいるのですが、労作時に苦しく、咳、痰で眠れなくなったと近くの病院の受診を申し込んだところ、まっ先に保健所に連絡して、ＰＣＲ検査が陰性であることを確認した上で改めて申し込んでくださいと、丁重に敬遠されたといいます。

そのような事情から、慢性呼吸器疾患の患者さんの受診控えが起こっているとすれば問題です。呼吸器疾患に関わる医療費の減額はなぜだろうか、疑問は尽きません。

◉慢性疾患の治療と新型コロナ治療の関連

中高年に頻度が高い慢性疾患には、狭心症、心筋梗塞や脳卒中などの心血管疾患、糖尿病、ＣＯＰＤ（慢性閉塞性肺疾患）や喘息などの慢性呼吸器疾患、高血圧、肥満、がんなどがあります。注意点は、高度の肥満は慢性疾患の一つと考えられていることです。肥満が感染を起こしやすくし、身体の炎症反応を広げることは、多くの基礎研究から明らかになっています【10】。これらの病気の治療のために毎日服薬している人が新型コロナに感染したときには、いつもの薬はどうしたら良いかという質問を受けることがあります。これまで服薬していた薬は継続していくのが原則ですが、新型コロナの病状が悪化した場合には中止か変更が必要で、そのときの主治医の判断にゆだねることになります。

新型コロナウイルス（SARS-CoV-2）は、細胞内に侵入して感染を起こしますが、そのときにACEII受容体を使うことが知られています。「鍵」がウイルスで「鍵穴」がACEII受容体というわけです。高血圧の治療薬でACE（アンジオテンシン変換酵素）阻害薬あるいはARB（アンジオテンシンII受容体拮抗薬）と分類される降圧剤があります。理論的には服薬をすることにより体内のアンジオテンシンII受容体が増加します。すなわち、鍵穴が増える可能性があります。その結果、新型コロナウイルスを呼び込むような作用を起こすのではないかと心配されました。

現在では、臨床的な観察データでこの説を裏付けるデータはありません。また、高血圧コントロールが不十分であれば心血管疾患のリスクが高まり、そちらの方がより心配ということで、これまで通り服薬を継続すべきであるとされています。ただし、コロナが悪化して血液中のカリウムが高値となったり、低血圧になったり、腎機能が急激に悪化していく場合には中止すべきであるといわれています。自分の判断や思い込みで服薬を中止してはなりません。

3. ポストコロナの課題

新型コロナウイルス感染症の大流行で、３年足らずで世界の累計感染者数は６億人を超え、累計死者数は約６５０万人となっています（２０２３年1月現在）。文字通り今世紀初頭の大惨事となりましたが、他方で、新型コロナの大流行を教訓にすべき、という提言があります。

◉医科学者、公衆衛生研究者、政治家ウィルヒョウの行動

医師は、重い病気を抱える多くの患者さんにもっとも近い距離で働き続けている職種です。特に慢性の病気では、単に病気を診るだけではなく、長い治療の中で、そこに至るまでの環境や人生遍歴、家族の環境、病気になってからの負荷について、一人ひとりの個別的な問題の相談を受ける立場であり、知れば知るほど何とかしたいと考えるのは当然でしょう。

先に名を挙げたルドルフ・ウィルヒョウは、19世紀のドイツ医学の象徴ともいえる巨人でした。彼の業績と社会派の医科学者としての行動は、まさしく「巨人」と呼ばれるにふさわしい存在です。自分も感染病理学者であった川喜田愛郎は、尊敬の念をこめてウィルヒョウの業績と行動を詳しく記しています（３章【3】）。

ウィルヒョウはドイツの小さな田舎町の貧しい家庭に生まれました。のちに互いに強い政敵となったビスマルクも近くで生まれています。官費の軍医養成機関であったカイザー・ヴィルヘルム学校で医学教育

を受けます。「梅檀《せんだん》は双葉《ふたば》より芳し」という言葉がそのまま当てはまるように、若い医師の段階ですでに光っていました。卒業後2年目に母校の指名により、医学の将来構想についてベルリンで講演会を行っています。そこでは近未来の医療、医学のあるべき姿として3つのことを提言しています。第1は詳しい臨床観察、第2はそれにもとづく動物実験、第3は、病気を後から解明する病理解剖の実施でした。

臨床観察とは、科学的視点をもって患者を診るということです。動物実験は、患者を診て至った考え方の基礎を動物実験を通じて検証し、確認することです。これは現在では、細胞培養や遺伝子操作に代わってきました。さらに臨床医の考えたプロセスを病理解剖で確認して、臨床的な観察と治療の判断が理にかなっているかどうかを検証するという、三脚の上に立った臨床医学の提唱ですが、それに近い形は現在にも繋がっています。

彼は病理学の創成期に、ベルリン大学で病気の成り立ちを細胞のレベルで研究しました。それらを表現した「全ての細胞は細胞から」というラテン語、「ominis《オムニス》 celula《セルラ》 e《エ》 cellula《セルラ》」は、医学生が病理学で必ず習う言葉です。静脈血栓の形成に関する3つの要因（血管の障害、血流のうっ滞、血液の性状の変化）はウィルヒョウの3徴候として知られていますが、これは彼の若い時代の研究成果によるものでした。１８４８年の27歳の冬、彼はある地域に猛威を振るった発疹チフスの調査に政府から派遣されます。その報告書の記述ははなはだ優れたものでしたが、政府に向けて厳しい勧告を行っています。当時、飢餓線上にあったポーランド人を含む１５０万人の住民に対し、「完全で無制限なデモクラシー」「教育、自由と繁栄」を与えることこそが先決問題であると強調します。プロイセンの封建・官僚制と終生闘った彼の政治的「確信」

は、一貫した人間主義《ヒューマニズム》でした。

いまから200年前に生まれ、病理学の大家だった彼は「医学は社会科学であり、政治はより大きな規模の医学に他ならない」と主張し、医師は貧しい人たちを守るべき弁護士の役を担っているとも言い、公衆衛生の改善を強く訴えました。彼は多くの人たちが病気にかかることは、社会的な失敗であると確信していました。政治家としても感染症予防のため、ベルリンに近代的な上下水道を作るように働いたことが知られています。国民のいのちを守ることこそが政治の目的であると断じたのです。科学立国の米国が、他国よりもはるかに多いコロナの被害者を出したいまの現実をみて、真の科学の進歩の方向を問う意見があります【12】。ウィルヒョウは、リベラル政党である進歩党の予算委員会のスポークスマンの一人であり、鉄血宰相といわれたビスマルクの政敵でした。1862年9月30日に衆議院予算委員会でウィルヒョウとビスマルクは論戦になりましたが、この時のビスマルクの反論は鉄血演説と呼ばれています。ウィルヒョウは、ビスマルクが外交問題を暴力的に処理することにより内政問題を隠そうとしている点のみを攻撃しました。ウィルヒョウの攻撃は科学者らしく論理的であり、一気に反ビスマルク運動が高まり、彼を失脚寸前にまで追い込みました。その後ビスマルク政権が軍国主義、反社会主義諸立法、反ユダヤ主義へと進み、ヒトラーに至ったことを鑑みれば、この時に失脚させておけば、ヨーロッパの歴史を確実に変えた可能性があります。

ウィルヒョウが行動したように、感染対策としての公衆衛生がうまく機能するためには、科学と政治の協働が不可欠です。科学者は、急性感染症によるパンデミックが発生した場合に、集団の健康と病気のパターンについて一般の人々に理解を促すよう働きかけます。そして政治、つまり民主主義社会での意思決定においては、科学界が全ての人の利益のために提供する情報と洞察にもとづき行動することが不可欠です。

ウィルヒョウは、プレコロナ時代の逼塞《ひっそく》状態を内部から打ち砕こうとする科学者であり政治家であったと考えられます。すなわち、公衆衛生の実践とは、健康の考え方を広める、公平に進める、社会正義にもとづくことであると考え、これらに政治家の眼で取り組もうとしたのです。

◉ワクチン配給の公平性

コロナワクチンを公平に配布するための、前例のない世界的な取り組みであるCOVAX（コバックス）は、２０２５年で終了することになりました。この取り組みにより１４６カ国の貧困な途上国に約18億４０００万回分のコロナ用ワクチンが届けられました。しかし、到着が遅すぎて大きな効果を与えることができませんでした。「COVAXは発展途上国にとってまったく役に立たなかった」とコロンビア国立大学教授のゴンザレスは言っています。

COVAXは、WHO、ユニセフなどと連合した同盟として２０２０年4月に設立されました。目標は、低所得国の人口の20％が接種するのに十分な約20億回分のワクチンを確保することでした。当初は、医療従事者と高リスクグループに十分な量であると計算していました。多くの専門家は、若い人たちは重篤な病気を発症する可能性は少ないのでワクチンは不要であり、十分な量が確保できるという判断でした。発展途上国の年齢の中央値が20歳未満であることを考えると、実際には実現不可能な数字ではありません。

当初の計画では、資源をプールしておいて、豊かな国と貧しい国の両方のためにまとめてワクチンを購入する計画でした。参加国は購買力ではなくて人口にもとづいて必要量を受け取る計画になっていました。

しかし、パンデミックの初期では、一部のＣＯＶＡＸメンバーを含む裕福な国々が大量のワクチンをより高い価格で購入し、ＣＯＶＡＸの活動を邪魔する結果となりました。まず、アフリカの低所得国にパンデミックが生じました。感染患者が多い中でウイルスの変異が進み、その結果、途上国問題は先進国にもふりかかってきました。わが国にもワクチンがなかなか入らず、国民の不安、怒りが高まっていたぎりぎりのときに入荷されました。インド血清研究所はＣＯＶＡＸのワクチンの主要提供者の一つでしたが、デルタ株感染の真っただ中に、インドがワクチン輸出を禁止したことも大きな後退理由となりました[13]。

西側諸国が人口の70％以上にワクチンを接種し、ブースター接種の管理を開始した２０２１年11月までに、ＣＯＶＡＸはまだ約５億回分しか配布できていませんでした。ＣＯＶＡＸ諸国の人口の約２％未満に接種されましたが、18カ国はまったくワクチンを受け取っていませんでした。先進国でワクチンを製造し、それを低所得国に配給するというシステムは機能しないことが判明し、ＣＯＶＡＸの中止が決まりました。低所得の各国がワクチンを自分たちで生産するのを普段から支援すべきだ、というのが代替案です。先進国が途上国を支援するには、できあがった製品をプレゼントするのではなく、自分たちで製造するための工場、研究所の設立こそが支援となることが改めて判明したのです。

近代細菌学の父と呼ばれ狂犬病のワクチンを開発したパスツールは、かつて途上国に研究所分院の設立を積極的に進めました。その理由が、改めて確認される結果となりました。

◉感染対策に必要な医療倫理

ウィズコロナの日々が長くなり、次第に強い意見となりつつあるのが、公衆衛生の実施において倫理学者が関与するべきであるという考え方です。米国疾病予防管理センター（ＣＤＣ）には公衆衛生倫理部門があり、ＨＩＶ（ヒト免疫不全ウイルス）での経験を踏まえて、新型インフルエンザのパンデミックを予想し、２００８年に緊急事態への準備と対応のための倫理ガイダンスを作成していました。これはＨＩＶ対策という大義名分のために、個人の秘密や人権が著しく損なわれた苦い経験にもとづくものでした。このガイダンスでは、一般の人たちの民主的な参加と専門知識、情報の調和を目指し、プライバシーを保護しながら透明性を促進するという、米国的民主主義を深く反映したものでした。しかし、時代に合わせた改訂がないまま、12年後、新型コロナは予想もしない形で急にパンデミックとなったのです。

米国学派が主張する感染症流行での公衆衛生倫理は、共同体の価値観と社会正義を協調させることを目標にしています。マスクやワクチン接種という感染対策の中で、その根拠を巡って、米国でもわが国でも二極分化が進みました。冷静に考えることができなくなった状況の中でも、広く一般市民に対し、健康と医療のリーダーの働きが対立を起こさずに説明が行われなければならないのですが、わが国でも感染症の専門家グループと、政府や産業界の対立が見られる場面がありました。感染症の急速な拡大という環境の中では、政治家は、科学と健康の問題について繰り返し、国民にわかりやすく説明を行うことが必要なのです。専門家グループと政治家たちの間に、公衆衛生の立場で行動できる倫理研究者が入るべきだという主張は、極めて納得できます。

他方、ゼロコロナ政策を続けた中国では、数百万人の人たち全員に有無を言わさず強引な形で感染チェックが行われていましたし、街から外へ出さない、感染者を家の外に出さないように内から扉を開かなくするため、外から釘を打ち付けるというような乱暴なことが報じられていました。国民の大きな反対運動に発展する可能性が予測されるや、ゼロコロナ政策を大幅に緩和し、北京などで感染が爆発的に広がっていきます。習近平国家主席は、「人民が主体的に健康を学び、良好な衛生習慣を身につけるよう導く愛国衛生運動を、的を絞って展開しなければならない」という指示を出しています（朝日新聞、２０２２年12月27日）。

この主体的に自分の健康を守るという考え方は「セルフ・マネジメント」と呼ばれ、慢性疾患の長期管理では特に大切です。担当する医療者たちと協力しながら日常の生活の中に取り込むことですが、実際は、予防どころか、病気になった段階でも自分の健康は自分が責任をもつという実践はとてもハードルが高いことが判明しています。呼吸ケアの領域でも、日々の治療で自分自身が日常的に取り組むべき方法は詳しく決められています[14]。関わる医療者と協力しながら継続することが慢性疾患の治療そのものですが、効果を十分上げる実践は容易ではありません。

◉正確で信頼できる医療情報の提供

先述のように、米国には疾病予防管理センター（ＣＤＣ）という組織があり、わが国でもこれに倣った組織を立ち上げる計画があると報道されています。わが国では、新型コロナ感染に関する信頼できる情報は主に、厚生労働省（厚労省）のホームページに依っています。しかし、そこには厚労省が現在取り組んでいる政策情報、報道発表資料、各種の統計情報、厚生労働白書などと同じ並びで問題点が示されています。簡単に言うと、役所からの単なる通達のような印象を受けます。

一般の人たちの間ではワクチン禍（後遺症などの薬害）が噂されている中で、ワクチン接種を推奨しながらワクチン禍の救済制度の詳細が表示されている現況は、例えていえば病院の正面から霊柩車が出ていくような構図であり、大多数の健常者や被害者に対する心配りを欠いています。米国のＣＤＣやＷＨＯは医療者向け、一般市民向け、患者向けなどに分けてそれぞれに必要な情報が流されています。ネット社会でさまざまな情報が錯綜する中で、信頼できる情報源として、急性感染症だけでなく慢性疾患の、研究の進歩に合わせた信頼できる情報提供を継続していくことは極めて重要です。

◉行政のリード

新型コロナウイルス感染症対策分科会会長の尾身茂氏は、専門家と行政のはざまにあっての苦悩を吐露しています【15】。分科会は２０２０年2月、クルーズ船のダイヤモンド・プリンセス号内で生じた感染制御を目的に立ち上げられました。当時の総理は故安倍晋三氏でした。クルーズ船の対応を経て、ほとんど専門家の相談なしに当時の切迫した状況から出された対策案が、「布マスクの全世帯配布」と「学校の一斉休校」でした。第3波拡大の頃は菅義偉総理でしたが、まだワクチンがない状況でした。しかし、Go Toトラベル、Go Toイートが始まり、11月から12月にかけて第3波が拡大し、東京では医療崩壊の兆候が表れ始めていました。翌年開催のオリンピックは分科会の進言により無観客で実施されました。

経済の専門家は、行動制限の長期化により社会生活が過度に停滞することを恐れ、「制限解除」を主張。他方、感染症疫学者たちは「未知の部分が多い新型コロナでは遅れて重症化リスクが判明することもある」という意見の対立がありました。東京都ではすでに２０２０年9月、東京都医師会と協力した形で、現在東京ｉＣＤＣと呼ばれる組織を立ち上げ、感染症に関する政策立案、危機管理、調査、分析、情報の収集と発信など、感染症対策を一体的に担う常設の司令塔を設立しています。

岸田文雄現総理は、新たな感染症に備えた司令塔として、日本版ＣＤＣともいえる「国立健康危機管理研究機構」を２０２５年以降に立ち上げると表明しています。「国立健康危機管理研究機構」は国立国際医療研究センターと国立感染症研究所を統合してできることになっています（２０２３年3月7日閣議決定）。

感染症による危機管理という流れの中で、政治的な方針決定と国民への説明、その上での感染予防の対策がうまくいけば、不安感や間違った判断を避けることができ、全体としての対策効果が期待されます。

●感染対策の統括指揮をとったファウチ

同じ流れの中で苦労したのが、米政府の新型コロナウイルス感染症対策を指揮してきた大統領首席医療顧問のアンソニー・ファウチ博士（１９４０年～）です。２０２２年秋、国立アレルギー感染症研究所（ＮＩＡＩＤ）での54年間の医師・研究医師生活と38年間の所長の任務を辞任するにあたっての言葉が、論文として発表されています【16】。もっとも際立っているのは、感染症分野の著しい進化と、学界と一般市民の両方がこの分野が重要であると認識したことだと言います。なぜ制御できない感染症がパンデミックに至ったか、という問いに対してファウチは、自分が以前に発表した論文を引いて、「新しい感染症の出現と古い感染症の再出現は、主に人間と自然との相互作用と侵略の結果である。人間社会が次第に相互接続した世界で拡大し、人間と動物のインターフェースが混乱するにつれ、気候変動に助けられ、不安定な感染性病原体が出現し、種を飛び越え、場合によっては人間の間で広がることに適応する機会が生まれる」と述べています【17】。これこそが華南市場から新型コロナウイルス感染が広がり、パンデミックとなった理由でした。

彼が在任中、インフルエンザA型サブタイプのH5N1、H7N9のヒト感染例の報告があり、H1N1によるパンデミック（2009年）、アフリカでエボラ出血熱の多発、アメリカ大陸でのジカ熱、SARS、MERSがあり、現在の新型コロナウイルス感染症の流行に至ります。新型コロナウイルス感染症は新興感染症と言えます。

彼の業績の一つにHIV対策があります。1991年夏、エイズのパンデミックが始まって以来、8400万人以上がHIV感染を起こしました。HIVは対策が完了した感染症と思われているかもしれませんが、2021年だけでも65万人が後天性免疫不全症候群（AIDS）関連の状態で死亡し、1500万人が新たに感染しており、現在、3800万人以上がHIVとともに生きています。HIV感染症はほぼ常に死に至る病気から、ほぼ正常な平均余命をともなう管理可能な慢性疾患に変化しました。しかし、治療薬へのアクセスは世界的に平等ではなく、最初に認識されてから41年経った現在でも、罹患率と死亡率の高さでひどい犠牲を強いています。それでも、HIV、AIDSのおかげで感染症に興味をもつ若手医師が急増しました。予防法、治療法、診る体制ができあがったことにより、コントロールが可能な疾患となりました【18】。

◉非難されたファウチ

ファウチは、1968年に内科の研修医のトレーニング終了の段階から前述のNIAIDで働き、臨床感染症の専門家でした。ブッシュ大統領（父）からの信頼が厚く、ほとんど祖父と孫に近いような親しい関係にあったともいわれています。

彼の在職中に感染症分野は著しい進化をとげ、学界と一般市民の両方がこの分野が重要であると認識するに至ったことは事実です。彼の論文ではもちろん触れていませんが、ファウチの辞任は彼の高齢化という事情もありましたが、一方で新型コロナ感染に対する対応のまずさを厳しく批判された結果だという意見もあります。批判は、トランプ前大統領と国民の多くからによるものでした。

彼は先の見えない新型コロナウイルス感染症で3年間、陣頭指揮をとりました。しかし、科学者としての矜持、上から目線のトランプ前大統領との意見の違いによる軋轢で悩む姿を見ると、疲れ切って辞任に至ったようにも見えます。2022年9月には、バイデン大統領がメディアに対し、「パンデミックは終わった」と発言しましたが、ファウチは「まったく違う。死亡者数は許容できるレベルではない」と反論しています。また、米ツイッター社を買収したテスラ社のイーロン・マスク最高責任者は、「新型コロナワクチン接種のあと、ブースター接種では何日も寝込んでしまった。ファウチを訴追したい」とツイートし、これに100万人以上が「いいね」と投稿していると伝えられています（朝日新聞、2022年12月13日）。実際に脅迫もあったといいます。

＊　＊

ファウチの失敗として挙げられているのは、少なくとも次の3点です【19】。厳しい規制を指揮しましたが、問題はその過程で生じていたといわれます。

第1は、パンデミックの初期に1時間に及ぶコメントでマスクは不要だと述べたことです。数カ月後、感染拡大防止のため、マスク着用の「義務化」と社会的距離《ソーシャルディスタンス》の確保が必要と前言を修正しましたが、初期に不要と述べたのは、医療関係者の間ですらN95などの医療用高性能マスクが足りなくなることを心配していたからだと言い訳を述べています。しかし、オミクロン株感染の高止まりの中で米国から帰国した私の友人は、マスクをしている人はほとんど見かけないと言っています。初期のコメントを払拭することはできませんでした。

第2は、ワクチン接種さえ広がれば社会生活の何も変える必要はないと述べ、接種の目標（全国民の6割）を示しましたが、当初の6割接種目標は8割に変更せざるを得なくなり、ワクチン反対派の意見を強めることになったことです。集団免疫が達成されるのは人口の6割がワクチン接種あるいは感染したとき、というのは確定している数字ではありませんし、同じように8割接種も確かなデータにもとづいているとは思えません。

第3は、12歳から17歳の青少年の重症感染者が多くなったという理由で、青少年のワクチン接種も積極的に進めましたが、実はその段階で青少年の重症者は減少していたことです。のみならず、若い世代の男性ではmRNAワクチンの接種で心臓の炎症や心筋炎を起こす症例が増えていたにもかかわらず、それを広く知らせなかったことが問題視されました。

先が見えない、怖い急性感染症の流行で誰もが冷静さを欠いていたと思えます。また、彼の立場では統括指揮者として目標を定めざるを得なかったということでしょう。退任時のコメントを報道した記事（朝日新聞、2022年12月27日）では、「米国は世界に先駆けて大量のワクチンを確保し、2021年4月には国内で2億回の接種を達成したが、一方で死者は109万人を超え世界最多に上っている」と伝えています。ファウチは米国での対策がうまくいかなかった理由として、「所得や人種による医療アクセスの格差、肥満の割合が高いこと、寒い危険な時期に向かっているのにもかかわらずオミクロン対応株のワクチン接種率が対象となる人の13％に過ぎないこと」などと説明しています。先が読めない状況での精一杯のコメントでしょう。要するに科学のデータだけでは十分な対応ができなかった、ということでしょうか。ファウチの後任を引き受ける人がいるのか、と心配になります。

わが国でも明治10年にコレラが大流行したときに、現在の千葉県鴨川市あたりの小さな漁村で予防のための注意事項を伝え、実際の生活を見回って指導を行っていた沼田玄昌医師の行動が、逆に感染を広げているのではないかと噂されたそうです。不信感をもった漁民たち数十人が竹やりを持って追いかけ、突き刺して殺し、死骸を加茂川に投げ込んだという悲惨な事件が起こったと伝わっています【20】。沼田玄昌医師は、当時の医学校、佐倉順天堂で教育を受けた俊秀の医師であったとのことですが、先の見えない感染症が多くの人たちを狂気に追いやった結果でした。狂気の中での冷静な説得は、現代にあっても難しい仕事であるといえます。

◉気候変動が起こしたパンデミックと高齢者の健康被害

先にファウチが、新型コロナウイルス感染症がパンデミックとなった理由は、「気候変動に助けられ、不安定な感染性病原体が出現し、種を飛び越え、人間の間で広がった」と述べていますが、同様な意見として、地球温暖化、気候変動の振幅の大きさと大気汚染による問題点が多くの科学者からも指摘されています【21－24】。それらはパンデミックに影響するだけでなく、高齢者の健康リスクにもなっているといいます。気温が異常に高い場合の熱ストレス、干ばつ、食料不安、山火事からの煙の吸入、そのために転居せざるをえなくなるストレスなどが、老後の健康に新たな脅威をもたらしています。地球温暖化によって悪化する大気汚染などによる環境暴露は、高齢者の認知機能を損ない、新型コロナウイルスなどの感染症の感受性を高めます。老化の科学研究の分野では、これらの自然脅威との関係の研究を開始しています。

米国内の調査では、ハリケーンシーズンと新型コロナ流行に関係ありという論文があります【21】。コロナパンデミックの急速な出現と、不安定に進行する気候危機が関連するようです。また、異常な気候は、気象に依存するさまざまな産業に影響し、さまざまな経済的な弱者の犠牲を増やすことになります。論文執筆者は、気候危機の中で新型コロナ感染を封じ込め、感染拡大を抑える重要な経路を考える必要があると警告しています。ハリケーン、山火事、洪水、熱波、干ばつなどの気候関連の極端な現象の強度、頻度、期間が増加しています。これらは時間的、地理的に重なることにより、コロナ感染制御にさらなる脅威を与えていると考えられます。

異常気象や大規模災害によって避難所に集まったり、多くの人たちが避難したりすれば、大勢の人々が移動し集中することによって、コロナ感染のリスクが増大する可能性があります。

＊　＊

２０１４年から２０１９年にかけて、世界の平均気温は測定を開始してから最高を記録しました。当初は、高温多湿が新型コロナ感染者を減らすといわれていましたが、予想に反し、新型コロナ症例は米国南部の州全体で急速に増加しました。２０１８年にはハリケーン（フローレンス）で１００万人以上に避難命令が出され、広範囲にわたる壊滅的な被害により大量避難が発生し、おそらくインフルエンザウイルス感染者も新しい場所に移動し、ウイルスに脆弱な避難民が一時的に宿泊場所に集まるリスクが生じました。この結果から気象イベントがより激しい場合、新型コロナ感染のリスクが高まることがわかりました。ファウチがコメントしたように、生活弱者の多くが犠牲になる原因となりました。

マスクは高温多湿では不快であり、また、高温に関連して脱水などが生じ慢性疾患を悪化させる可能性があります。逆にマスクを着用しないと、新型コロナ感染の拡大を起こす可能性もあります。さらに、熱波の間、停電に直面している世帯では、新型コロナの感染リスクが高まりました。

◉慢性疾患と気候変動、大気汚染の関係

新型コロナ感染症の増悪の危険因子として知られている心血管疾患、COPD（慢性閉塞性肺疾患）、喘息などの慢性呼吸器疾患は、極端な暑さ、地上レベルのオゾン濃度の増加、山火事の煙、長期間にわたる花粉数の増加などの影響を通じて、気候変動と密接に関係します。さらに化石燃料の燃焼、有毒金属、化学汚染物質に関連する微粒子状物質による大気汚染は、新型コロナと慢性疾患の両方の有病率を高めます。

その結果、コロナ関連の心血管疾患や慢性呼吸器疾患の発生頻度や死亡のリスクが、これらの慢性疾患や環境に影響を受けない他のグループよりも高くなります。最近のデータでは、微粒子状物質が増える大気汚染への長期暴露と、新型コロナ死亡のリスクが直接関連していることが判明しています。また、これらの危険性に対し、緊急的な行動が必要だと最近の多くの論文が警告を発しています。

*　*

ファウチは、感染症の分野の進化は、静的ではないこと、実にダイナミックであることを警告していました。新興感染症は危険因子が改善されない限り、永続的な人類全体の課題です。新興感染症に終わりはないので、絶え間なく準備を整え、その背景となる課題に対応できなければならない、というのがコロナ禍での教訓です。

気候変動とパンデミックに対する米国政府の対応の不十分さは、ファウチが述べたようにもっとも脆弱な人たちに特に害を及ぼしていると考えられます。そして、どちらへの対応も政府の行動の遅れとバラバラな対応策、科学的証拠の軽視、真実の歪曲、重要なグローバルアライアンスからの撤退、時代遅れの公

衆衛生インフラストラクチャと脆弱な医療システムへの依存が問題視されています。これらの危機を効果的に管理するためには、科学にしっかり根ざし、健康を全ての人の基本的権利として重視する統合的な対応が必要です。公平で全ての危険に対応する医療インフラを集合的に再編する、新型コロナウイルス感染症と気候変動、大気汚染などの主要な交差点に焦点をあてた具体的な行動をとる必要があります。

見えざる敵に対し、わが国だけでなく科学立国米国でも、人々は何をすべきかだけでなく、事実とその裏付けを知る権利について、意見が分かれました。なかには、流行の実態やワクチンについて米国の実業家であるイーロン・マスクがツイートしたように、偽情報、陰謀論、および反科学的信念に駆り立てられて、別世界にいるように行動した人たちもいました。これまでは、一般大衆の健康問題について二極化するようなことはなかったし、考えられもしませんでした。しかし、ウィズコロナの世界では大きな問題となりました。これも新型コロナ感染流行で判明したことです。

◉混乱の中で正確で信頼できる情報を求める

新型コロナウイルス感染症では、高齢者に多くの犠牲を出しています。高齢者に必要で確かな医療情報を届けることが難しいことを感じます。新聞では医療欄があり、週刊誌ではほとんど毎号といっていいほど医療に関する記事がとりあげられています。テレビ番組も医療に関するものはさまざまな切り口で紹介されています。多くの読者や視聴者の共通した興味となっているからでしょう。若い世代は、インターネットで情報を得ることができますが、高齢者は昔ながらの情報ソースに頼らざるを得ないのが実情です。

私たちが日常で診ている、高齢者の慢性呼吸器疾患の予防と治療で必要とされる情報は、極めて多くの種類と量になっています。高齢の患者さんを診ていると、本人だけではなく、時には家族、友人についての健康相談まで受けることもしばしばあります。高齢者が健康や医療情報に興味をもつのは、自分や家族の健康にあてはめて考えてみたいと思うからでしょう。しかし、すぐに役立ち、しかも信頼できる情報を入手するのはかなり難しいことです。

そもそも、最新の医療、医学情報は複雑化してきています。『ニューイングランド・ジャーナル・オブ・メディスン・カタリスト』はハーバード大学のグループが中心となり、将来のプライマリケア医療の在り方を論じています。その中で問題点を次のように説明しています【25】。

「1950年代には、医師になった時点で得た情報は、医師として約50年間にわたりそのまま使えた。医師は新しい情報がなくとも、経験さえ積めばなんとか診療を続けることができた。医学知識の倍加時間は1950年代の50年間から2010年代には3・5年間に短縮し、2020年代には倍加時間が3か月未満になると予測している研究者がいる」と伝えています。

治療にあたる医師がもち、治療を受ける患者さんが理解できる医療情報は、呼吸器の領域でもそれこそ月単位で変わってきています。診断までの考え方の進展、新しい治療薬の登場。新しい薬には、使い方に関する注意事項が多くあります。これまでにない画期的な薬であれば、従来の考え方は役に立ちません。正確に利と害を理解していなければ、怖くてとても使えないのです。しかし、患者の立場では画期的な効果が期待できるなら、できるだけ使いたいとの希望があります。そのような情報環境の中で、その人に適合していると思われる医療アドバイスは簡単ではないことを強く感じています。

一人ひとりの患者さんに診療を通じて伝えなければならない情報は、多様化、複雑化し、短時間の診察時間内に伝えることが難しくなってきています。医療者が進めようとしているセルフ・マネジメント教育は幅がひろがり多様化しています。これに合わせた医療者間の教育体制は必ずしも十分ではありません。

先の論文【25】では、新しい医師像として相当の覚悟を求めています。

◉ 患者―医療者間の情報の共有

最近、「リカレント教育」という言葉が聞かれるようになりました。社会人の学び直し、という意味だそうです。コロナ禍になって学びのスタイルは大幅に変化しました。医療者教育でもオンライン化が進んで、医師を対象とした小さなグループのオンライン講演会が数多く開催されるようになりました。仕事が終わった夜の時間帯にのんびりと自分の部屋で講演会を聴く、というような形式はこれまで考えられませんでした。

令和３（２０２１）年度の高齢社会白書によると、75歳以上の人口は都市部で急速に増加しています。２０１０年度と２０２５年度予測の比較では、最大が埼玉県で2倍、大阪府は１・81倍、千葉県が１・92倍、東京都は１・６倍です。他方でシルバー世代の習い事、生きがい、学習の支援システムは急速に進んでいます。「シルバーの学び直し」とも言われますが、シルバー世代のリカレント教育ということでしょう。

医療に関する情報は、現在と将来の健康状態に直結します。さらには、必要な医療費にも大きく関係します。情報は一般的なものではなく、個別的なわかりやすいものでなくてはなりません。医師によるオンラインでの一人ひとりの患者さんへの情報提供とその確認作業は、新しい形の診療形態そのものとなる可能性は高いでしょう。

近年の医療は、エビデンスと呼ばれる厳密な臨床試験データにもとづいています。呼吸器の病気の中で、例えば、喘息やCOPD（慢性閉塞性肺疾患）などで使われている多くの治療薬の添付文書には、高齢者のデータが不足している、高齢者は注意して使用すること、と書かれています。最近では、90歳以上の高齢者を診ることも多くなりました。平均寿命を超えた年齢層の正常値はないですし、エビデンスも明確なものはありません。海図を持たない船旅を安全に、しかも快適な長旅にするために、医療者は悩み続けながら診療を続けています。

◉コロナ禍の新しい体制

医学雑誌『ニュー・イングランド・ジャーナル・オブ・メディスン』は、ハーバード大学グループで運営されており、世界でもっともレベルが高い臨床医学雑誌です。2020年、同じ出版会社からは、先ほど述べた『ニュー・イングランド・ジャーナル・オブ・メディスン・カタリスト』という新しい雑誌が発行されました。カタリストとは、要因、契機を意味する言葉です。ハーバード大学グループの公衆衛生、医療経済学者が中心となっています。発行に際してのコメントには、次のような言葉が並んでいます。「健康関連事業に特化した内容」、「これまでになかったような弾力性のあるヘルスケア総労働力」、「健康の公平さ」、「遠隔医療の急速進展化」、「患者と医療者の公平さと満足感」、「領域を超えた協力体制、他の領域の案内役」。特に注目されるのは、コロナのパンデミックの中ではっきりしてきた医療の矛盾点と、これに対する新しい体制の構築が急がれていることです。新しい解決策の実施は、プライマリケアを担当する医師たちにゆだねられていることが、くり返し強調されています。

慢性疾患の医療の将来で、さらに発達することが期待されているのがデジタル医療です【26】。米国ではスマートフォン導入が２００７年ですが、わが国でも少し遅れて入ってきました。モバイルデバイスとインターネットの接続からはじまり急速に医療分野にも取り入れられ、遠隔医療や、身体の活動状態を連続記録するウェアラブルセンサーなどの開発が進んでいます。当初は、皮膚病変や放射線画像を遠隔で送るシステムから始まり歩数カウントの追跡程度でしたが、現在では心電図、血圧、血糖値、酸素飽和度、睡眠時無呼吸など人体の生理学的システムを追跡するバイオセンサーが急速に進歩してきました。喘息、心不全、糖尿病、高血圧の治療応用で確実な効果がみられることが判明しています。服薬がきちんと行われているかどうかなど、毎日の管理にも応用されることが期待されています。複雑で多様なデータセットの処理をどのように行うか、プライバシー保護の完全化をどのように保つか、などが課題となっています。10年後には慢性疾患の長期管理に、使用が大幅に広まる可能性が期待されています。

◉真実を実現する医療

最近、米国で出版された『知識の構成：真実の防衛』（邦訳なし）【27】という本の中で、ジョナサン・ラウフは、啓蒙主義によって生まれた情報を評価し、真実にコミットするプロセスを明確かつ説得力をもって説明すべきことを提言しています。特に「いのちに関わる真実は科学的な積み重ねにもとづいており、真実はすべての人が共有すべきである」というのです。

コロナ禍で、対応のまずさを国民から糾弾されたのは為政者でした。感染の先行きが見えない状況をそのまま伝えれば国民の不安が募り、混乱をきたし、対応のまずさに怒りの矛先が向けられることは目に見えています。科学研究で得られた真実は、必ずしもわかりやすいものではなく、また極めて流動的です。『ネイチャー』や『サイエンス』というような英、米を代表する科学雑誌に発表される論文でも、得られた結論はほとんどが条件つきです。

他方、研究者は、新型コロナウイルス感染症のような流動性の高い研究テーマは、他の研究者に先駆けて一刻も早く発表したいと思うことでしょう。最近では、掲載予定であるがまだ修正が加わる可能性があるプレプリント版（査読前論文）が発表されることも多くなりました。これらは不確かな「真実」にとどまっています。

哲学、宗教における「真実」と科学がいう「真実」は明らかに異質です。医学的な真実は、多くの科学者の努力を積み重ねて得られた結果であり、いわば常に暫定的です。明日は今日よりも多くのことを知っている可能性があり、その場合は結論を修正する必要があります。それこそがまさに科学的な発見の真骨頂といえるものです。他方、政治指導者の国民に向けた説明は、あやふやな点があれば不信感を募らすことになり、政権の維持も難しくさせていきます。

科学と政治には別々の役割がありますが、科学者と政治指導者は、人類の共通した利益のために建設的に協力することが必要です。この知識の認証システムは、コロナ禍の中で、例えば、マスクとワクチンの効果だけでなく、地球温暖化、気候変動、銃による暴力などの二極化した政治的紛争において、必ずしも全面的な支持が得られているわけではありません。かつてウィルヒョウは、自分が得た科学的な情報が公共の利益になると確信し、その協力が得られないときには自分自身がその実現のために行動しようと考えました。

科学的な根拠があいまいな状況では、できるだけ丁寧に根拠を説明し、賛同者を増やすこと、そのためには関係する科学界の全体および一般の人々を加えた広範な議論を含める必要があります。それが新しい科学的手法に対する信頼感を厚くすることだと思われます。健康をもたらす科学情報、その真実についてのメッセージを真摯に伝えるという課題は、公衆衛生と医療のリーダーおよび為政者が直面している課題です。コロナ禍の将来を予測することは難しいことです。その中にあって、決定した方針のみを貫くという方針は危険です。そのための幅広い議論は、現在に至るまで実施されてこなかった気がしてなりません。ウィズコロナの現在にあって、科学の進歩の中で真実の情報を選択し、健康に役立たせるために、情報の受け入れ側である医療者の立場のあり方に警鐘を鳴らす研究者がいます。感染予防の体制やワクチン接種のあり方をめぐって、臨床医、感染症研究者、政治家（為政者）たちの意見や行動は必ずしも一致せず、混乱を起こしたことは、感染症だけではなく将来の医療に向けた警告であり、新しい行動へとつながるはずです。これは急性感染症だけでなく慢性疾患にも応用される考え方であり、これがもっとも活用されるべきは高齢者への医療だと思います。こうした行動は、多くの高齢犠牲者への何よりの鎮魂と、次世代への贈り物になるはずです。

米国では、1920年代にすでに将来の高齢化社会の到来を見込んで、基礎的、臨床的、社会学的研究を総合的に進めてきました。その責任的立場の一人であるフリードが、現在までの活動と課題について述べています[28]。その中で、2000年には高齢者の社会的役割に目を向けた研究が始まったことを伝えています。「高齢者はつねに援助や扶助を受ける存在であってはならない。健康的な長寿への投資、高齢者が公共の利益に貢献できるような有意義な場に参加する機会を創出し、生涯にわたる経験として教育を再考し、健康的な社会福祉をサポートする環境とライフスタイルの変化を採用する必要がある。健康な高齢者が前例のない社会関係資本をもたらし、高齢者が提供する資産が現在および将来の若い人々のより良い生活をサポートするため、社会は長寿から人口ボーナスを受け取ることになる」というのがその結論です。

いくつかの慢性疾患を抱えていても、社会的な役割を果たした人がいます。先述した、パスツールはその一人でしょう。45歳で脳血管障害によって左片まひになり、高齢期での研究生活は容易なものではなかったと思えます。しかし、片まひ前と後では、後の方が一歩引いた形で研究に貢献し、障害者として社会的活動を深化させていたように思えます。

【参考文献】

【1】ウィリアム・H・マクニール、佐々木昭夫訳『疫病と世界史』中央公論新社、２００７年

【2】Lowy J. et al. Louis Pasteur's public engagement Lancet 2022; 400: 2176.

【3】Birgand G. et al. Innovation for infection prevention and control-revisiting Pasteur's vision. Lancet 2022; 400: 2250.

【4】Heikkine T. et al. The common cold. Lancet 2003; 361: 51.

【5】Czubak J. et al. Comparison of the clinical differences between COVID-19, SARS, influenza, and the common cold: A systematic literature review. Adv Clin Exp Med 2021; 30: 109.

【6】Worobey M. et al. The Huanan seafood wholesale market in Wuhan was early epicenter of the COVID-19 pandemic. Science 2022; 377: 951.

【7】Schneider JL. et al. The aging lung: Physiology, disease, and immunity. Cell 2021; 184: 1990.

【8】Wong SYZ. et al. Impact of COVID-19 on loneliness, mental health, and health service utilization: a prospective cohort study of old adults with multimorbidity in primary care. Br J Gen Pract 2020; 70: e817.

【9】Martínez-Colón1, GJ. et al. SARS-CoV-2 infection drives an inflammatory response in human adipose tissue through infection of adipocytes and macrophages. Science Transl Med 2022; 14: 1.h

【10】World Health Organization. Home page: CORONA virus disease (COVID-19) pandemic. Updated April 9, 2023.

【11】Cobert J. et al. Trends in geriatric conditions among older adults admitted to US ICUs between 1998 and 2015 CHEST 2022; 161:1555.

【12】Mangione S. et al. Virchow at 200 and Lown at 100 – Physicians as activists. N Engl J Med 2021; 385: 291-293.

【13】Yoo KJ. et al. COVAX and equitable access to COVID-19 vaccines. Bull World Health Organ. 2022; 100: 315.

【14】『呼吸器疾患患者のセルフマネジメント支援マニュアル』日本呼吸ケア・リハビリテーション学会・日本呼吸理学療法学会、日本呼吸器学会、２０２２年

【15】尾身 茂『コロナと戦った3人の総理』（文藝春秋 ２０２２年11月号）文藝春秋

【16】Fauci AS. It ain't over till it's over . . . but it's never over — Emerging and reemerging infectious diseases New Engl J Med 2022; 387: 2009.

【17】Morens DM. et al. Emerging pandemic disease: how we got to COVID-19. Cell 2020; 182: 1077.

【18】Fauci AS. The story behind COVID-19 vaccines. Science 2021; 372: 109.

【19】Cohen J. Fauci looks back-and ahead. Science 2022; 377: 1137.

【20】立川昭二『病気の社会史：文明に探る病因』岩波現代文庫、２００７年

【21】Nassikas NJ. et al. Dying to breathe: air pollution adds insult to injury in COVID-19 Am J Resp Crit Care Med 2022; 206: 368.

【22】Barr J. et al. A national medical response to crisis —The legacy of World War II N Engl J Med 2020; 383: 613.

【23】Salas RN. The climate crisis and clinical practice New Engl J Med 2020; 382: 589.

【24】Glicksman RL. Protecting the public health with the Inflation Reduction Act-Provisions affecting climate change and its health effects. New Engl J Med 2023; 388: 84.

【25】Lee TH. et al. Six tests for physicians and their leaders for the decade ahead. New Eng J Catalyst 2020; 1: editorial comments.

【26】Topol EJ. A decade of digital medicine innovation. Sci Trans Med 2019; 11: 1.

【27】Rauch J. The Constitution of Knowledge. Bookings Institution Press, Washington, D.C. 2022.

【28】Fried LP. et al. Health in aging -past, present, and future. New Engl J Med 2020; 383: 1293.

【あとがき】

２０２０年春に新型コロナウイルス感染症のパンデミックが始まり、すでに3年あまりが経過しました。これまでも秋から冬にかけ、インフルエンザの感染とそれが治った後に起こる細菌性肺炎で犠牲者が出ましたが、その多くは、高齢者でした。新型コロナウイルス感染症でも犠牲者の多くが、高齢者や慢性の病気をもつ人たちです。災害弱者という言葉がいまほど身にしみることはありません。

私が呼吸器内科医として「呼吸ケア」という領域に興味をもち始めたのは、かれこれ25年も前のことであり、在宅酸素療法がわが国で保険診療として定着し始めた頃でした。酸素吸入だけを行っていても元気になっていくようには感じられない、という多くの患者さんの声を聴き、提唱したのが「包括的呼吸リハビリテーション」という考え方でした（１９９５年）。それ以来、折に触れ、グループとして論文でその成果を発表してきました。

２００３年に活動の場を日本医科大学呼吸ケアクリニックに移し、もう一度、呼吸ケアの枠組みを考えることにしました。「包括的呼吸ケア」とは以下の私の定義にもとづく治療方法です。

「呼吸器疾患によって生じた障害をもつ患者が、日常の治療を続ける過程で主体的に取り組め、増悪の危険を自分の判断で回避し、可能な限り機能を回復あるいは維持させるように医療者が継続的に支援していくための医療である」

あとがき

この考え方は、2019年に新しく開設した「呼吸ケアクリニック東京」でも継承しています。

本書の執筆時期の令和4年11月11日に、第32回日本呼吸ケア・リハビリテーション学会（会長・東京女子医科大学、桂 秀樹教授）の基調講演、「わが国の呼吸ケアの過去と将来の展望：多職種連携の意義」を依頼されたことも、並行して考えるよいきっかけとなりました。重い慢性の呼吸器疾患の治療は従来の医師、看護師だけではなくさまざまな専門職が関わるようになっています。患者さんがその中心に位置し、周囲を取り巻くように、また隙間なく支えていかなければなりません。患者さんが中心の医療を進めるためには、患者さんにもある程度の情報をもってもらうことが必要と思われます。本書は、患者さん方とそのご家族に「呼吸ケア学」を知っていただきたいと執筆したものです。

慢性の病気をもちながら元気で暮らす。

2022年、わが国では敬老の日に、英国ではエリザベス女王の葬儀が行われました。伝統にもとづく厳粛な雰囲気の中で、96歳の年齢で逝去される3日前まで公務にたずさわられた女王に感謝する多くの人の思いが強く伝わってきました。夫を失い悲しみの中にいたときの映像や、ユーモアを交えた品位のある振る舞いは、若い世代だけでなく多くの高齢者の励みになったと思われます。

最後の公務の写真では、握手する右の手背に皮下出血らしき跡がみえました。おそらく点滴が入りにくくなり刺して漏れた跡だろうと想像していました。高齢者では皮膚が菲薄《ひはく》となるので点滴は漏れやすくなります。死亡診断書は「老衰」ということでしたが、その後骨髄腫と発表されました。骨髄腫は腰椎などに腫瘍ができると激しい痛みを起こします。にこやかにふるまわれたエリザベス女王こそ働く高齢者の一人であり、ノブレス・オブリージュ（高貴なるものの責務）という言葉にふさわしいたたずまいだと感じました。

新型コロナウイルス感染症では、三密回避から始まり、のんびり散歩をするときもマスクを外せず、新しい生活様式を強要されました。そして、多くの高齢者が犠牲になりました。自宅で過ごすことを強いられ、知らず知らずのうちに体力や意欲の衰えを招いている人が多くなりました。一日も早く、普通に暮らせる日がくることを待ち望んでいています。

本書は、「慢性疾患の時代：知る、考える、診る」というタイトルで日本呼吸器障害者情報センターの患者会新聞『J-BREATH』に2019年3月から2年間にわたって連載した原稿をバラバラにして、第1章、第3章はストーリー性をもたせて再構築しました。第2章、第4章は書き下ろしです。

本書の刊行に際しては、法研の横田昌弘さんには本書の意義を理解していただき、完成にいたるまで全面的なサポートをいただきました。原稿の再構築と細部の齟齬を指摘していただいた平舘玲子さん、石井悦子さんにも厚くお礼を申し上げます。

法研は、米国テラドックヘルス社と共同で、その領域の「ベストドクター」を推薦するシステムを運営しています。これは2年ごとに国内の専門医同士による相互の推薦によるもので、私は、長年にわたり呼吸器のベストドクターに推挙いただいています。本書の出版はその縁によるものです。

また、粗稿の段階で医学的なさまざまな意見をいただいた、当クリニックで一緒に毎日の診療に携わっている同僚医師、茂木 孝、平松久弥子、森井恵子の諸氏に感謝します。本書の背景にはかなりの量の新旧の医学論文がありますが、齟齬があるとすれば、それは著者である私の責任であることはいうまでもありません。秘書の真下文乃さんには資料の整理などで手伝っていただきました。

本書を令和四年五月六日に１０２歳で永眠した母、木田喜美子にささげます。

令和五年　春

医療法人社団至心医療会　呼吸ケアクリニック東京
理事長　**木田　厚瑞**

【著者略歴】

木田 厚瑞（きだ・こうずい）

1945年石川県生まれ。1970年金沢大学医学部卒。1975年同大学院医学研究科を修了し、東京都老人医療センター（現、東京都健康長寿医療センター）呼吸器科に勤務。1977～80年、カナダ、マニトバ州立大学病理学教室講師、1994年東京都老人医療センター呼吸器科部長。2003年日本医科大学呼吸器内科教授、日本医科大学呼吸ケアクリニック所長。2011年日本医科大学特任教授（呼吸器病学）、日本医科大学呼吸ケアクリニック所長。2019年より、呼吸ケアクリニック東京・臨床呼吸器疾患研究所理事長。

主な一般向け著書として『肺の話』（岩波新書 1998）、『息切れを克服しよう：患者さんのための包括的呼吸リハビリテーション』（メディカルレビュー社 2002）、『肺の生活習慣病（COPD)』（中公新書 2008）、『よくわかる最新医学：COPD 慢性閉塞性肺疾患』（主婦の友社 2013）、『息切れで悩む COPD』（法研 2017）ほか。ラジオ、テレビ出演多数。「ベストドクターズ」選出医師。

医学博士。日本内科学会認定総合内科専門医、日本呼吸器学会専門医・指導医、日本呼吸ケア・リハビリテーション学会元理事長。

呼吸器ベストドクターが語る

これからの時代の「新しい呼吸ケア」

令和5年6月24日　第1刷発行

著　　者　木田 厚瑞

発 行 者　東島 俊一

発 行 所　株式会社法 研

東京都中央区銀座 1-10-1（〒104-8104）

電話 03(3562)3611（代表）

http://www.sociohealth.co.jp

印刷・製本　研友社印刷株式会社　0101

SOCIO HEALTH

小社は（株）法研を核に「SOCIO HEALTH GROUP」を構成し、相互のネットワークにより、"社会保障及び健康に関する情報の社会的価値創造"を事業領域としています。その一環としての小社の出版事業にご注目ください。

ISBN978-4-86756-015-0 C0077 定価はカバーに表示してあります。

乱丁本・落丁本は小社出版事業課あてにお送り下さい。送料小社負担にてお取り替えいたします。